睡眠を整える

—健康と仕事に効く眠り方—

菅原洋平

祥伝社黄金文庫

『仕事力が上がる　睡眠の超技法』改題

はじめに

あなたのまわりには、どんなに忙しくてもしっかり集中力を発揮できる方や、複数のプロジェクトを抱えているのに、仕事にも人間関係にも余裕を持って働いている方がいらっしゃいませんか？

研修のためにどちらの企業に伺っても、その社内にはエースと呼ばれる高い能力を持った方がいらっしゃいますが、その方々には、1つの共通点があります。

それは、睡眠不足の状態で仕事に臨《のぞ》むことがないように、**忙しい中でも効率よく質の良い睡眠をとる「上手《うま》さ」**を経験的に編《あ》み出している、ということです。

私は、リハビリテーションの専門家である作業療法士です。これまで、病気や事故で損傷した脳の治療を実践してきました。

脳を回復させるには、細胞や神経を増やし、その機能を再構築しなければなりませんが、この脳の再構築には、**睡眠**がとても重要なのです。

私は、より効果的に脳を治療するため、患者さんに睡眠を促進するさまざまな技法を提供してきました。そして、脳が回復し、社会に復帰されていく患者さんを目の前にするたびに、**この睡眠の技法は、健康管理だけでなく、ビジネスパーソンの仕事力を無理なく根本から引き上げることに役立つ**と考えるようになっていきました。

こうして、現在、私は事故の防止や生産性の向上を実現する企業研修を実施しています。

「眠れない」「朝起きられない」「昼間に頭が冴《さ》えない」「疲れが抜けない」……これらの不調は、忙しければ仕方がないことだと思っていませんか？

それは違います。

睡眠は、**単純に時間数を増やせば良いというものではありません。**反対に、**忙しくて時間が確保できないからと言って、質の良い睡眠をあきらめてしまう必要もありません。**

「集中力がない」「考えを切り替えるのが遅い」「判断力が鈍い」……これらの傾向

は、生まれ持っての能力だから仕方がないと思っていませんか？

これも違います。

これらは、**睡眠の乱れによって、自分の本来持っている能力が出し切れていない状態だからです。**


睡眠は、すべての人がほぼ毎日必ず行なう生理現象です。

より充実した睡眠を得るには、脳と体の仕組みに基づいた明確な技法があり、これを習得しているか否かで昼間に発揮できるパフォーマンスに大きく差がつきます。

本書でご紹介する睡眠の技法を身につければ、たとえあなたが悩みやすい性格であっても、仕事で不規則な生活を送っていらしても、「眠れない」「起きられない」「頭が冴えない」「疲れが抜けない」「集中力がない」「切り替え力がない」「判断力が鈍い」……といった問題はきっと解決します。


その睡眠の技法の基本は、誰にでもできるたった3つのステップです。

ステップ1　眠りに関係ない物を寝床に持ち込まない
ステップ2　睡眠効率を85%以上にする
ステップ3　起床時間をそろえて15分でも早寝をする

そしてこの本では――、

まず第1章で、「集中力」「切り替え力」のメカニズムと睡眠の関係を整理し、**仕事力に欠かせない睡眠の役割**を学んでみましょう。

そして第2章で、実際に、忙しいビジネスパーソンでもすぐにできる、睡眠を改善する**3ステップの技法**を実践してみましょう。

第3章では、**睡眠の「5つのスイッチ」で仕事の効率を上げる方法や、眠れない原因となっている習慣をやめる方法**をご紹介します。

第4章では、実際の脳治療から、なぜ、ビジネスパーソンにとって睡眠が欠かせないかをお伝えし、第5章では第4章に引き続き、**病気や日常的な不調と睡眠の関係から、**睡眠の必要性を確認しましょう。

最後、第6章では、睡眠の技法で、仕事や生活が変わった方々の具体的な例をご紹介します。

じつは私たち日本人は、子どもから社会人に至るまで、「眠り方」を習ったことがありません。

早寝早起きが大切だということは皆さんご存知です。しかし、眠れないときにどう対処すればよいか、不規則な生活のときに注意すべきことなど、具体的な対処方法を知らないまま、一人暮らしや不規則勤務を始めるので、簡単に睡眠が乱れてしまいます。

ところが日本に比べ、他の先進国では、小さい頃から、昼間に短時間仮眠をすると午後の眠気が減ることや、眠りを誘うホルモンを増やすために夜は暗くすることなど、「眠り方」を学ぶ機会が多いと言われます。眠り方を習っていない私たちは、仕事で力を発揮するための基本であり、セルフマネジメントの1つである「睡眠の技法」で、世界のビジネスパーソンにかなり遅れをとっているのです。

その理由として挙げられるのが、日本の睡眠医療は、諸外国に比べて非常に遅れているという指摘です。現在は、その遅れを取り戻すように日本でも睡眠医療の普及が進んでいます。

今、睡眠に悩んでいる方はその解決をするために、悩んでいない方は、ご自分の仕事力をより引き出すために、ぜひ本書を活用してください。

本書では、作業療法士の立場から、皆さんがハツラツと毎日の生活を送ることができるように、認知神経科学に基づいた具体的な方法をご紹介していきます。現代を生きるビジネスパーソンとして、しっかりと習得していきましょう。そして睡眠を整えましょう。

目次

◉はじめに……3

第1章 「睡眠サイクル」が整うと残業が減る
——「集中力」「切り替え力」が冴えるメカニズム……17

●睡眠を整えると、デスクに書類が積み上がらなくなる……18
●集中力は「意気込み」で決まる?……19
●「意気込み」ではどうにもならない集中力がある……22
●睡眠の技法で「集中力」「切り替え力」が冴える理由……24
●やりかけの仕事がたまる本当の理由……27
●睡眠不足=睡眠時間の不足ではない……28
●睡眠の質を下げる5つの誤解……30
マチガイ① 眠っていなくても寝床で横になっているほうが体が休まる……31

マチガイ② 睡眠時間は30分、1時間単位で増やす……34
マチガイ③ 寝つきが悪く睡眠時間が短いので、できるだけ早寝をする……37
マチガイ④ いつも眠いのは睡眠が足りないせいだから、休日は昼頃まで眠っている……39
マチガイ⑤ 規則正しい生活のために、就寝時間をそろえている……41

第2章 仕事力が上がる！「睡眠サイクル」を整える3つのステップ

――「短時間睡眠」「不規則な生活」でも眠りの質を上げる方法……45

●「短時間睡眠法」「早起き習慣」もこの3つのステップで……46

ステップ1 眠りに関係ない物を寝床に持ち込まない……48

●「使える記憶」は睡眠中につくられる……48
●本やスマホが置いてあるだけで、脳は興奮してしまう……50
●なぜ90分ごとに目が覚めやすいのか……51
●寝床に物が置いてあると、明け方に目が覚めやすい……52

●寝床は眠る場所だと脳に認識させる……55
●「寝床で読書」がやめられないなら……56
●目覚まし時計も寝床の外に置く……57
●起床時間を3回唱えるとスッキリ起きられる……58
●睡眠アプリの測定を気にしすぎない……59
●絵本の読み聞かせも寝床の外で……61

ステップ2 睡眠効率を85%以上にする……64
●眠るまでと、目覚めて寝床を出るまでをそれぞれ30分以内に……64
●15分眠れなかったら寝床を出る……66
●朝がつらかったら、部屋を明るくして二度寝する……69
●2週間で「寝床=睡眠」の記憶を強化する……71

ステップ3 起床時間をそろえて15分でも早寝をする……74
●時計遺伝子がつくる生体リズムをそろえる……74
●朝、起床1時間以内に光を見る……75

●起床6時間後、日中の眠気の前に目を閉じる……76
●起床11時間後、夕方は姿勢を良くする……77
●体調不良は3つのリズムのずれが原因……78
●週末3時間の寝だめで、3日間調子が悪くなる……80
●寝坊した日でも、起床後4時間以内に窓辺へ行く……82
●起床時間がそろったら、数分でも早く寝る……84
●3つのステップを行ったり来たりしてスキルを高める……86

第3章 睡眠の「5つのスイッチ」を使いこなせば仕事効率がアップする!

——「集中力」を生み、「昼の眠気」「夜の不眠」を解決する……89

●疲れているのに眠くならないことがあるのは、なぜ?……90
●睡眠と覚醒を決める5つのスイッチ……91
●集中力を生む「ノルアドレナリン」……94
●脳が冴えるのは「50%よく分かり50%やや難しい」状況……94

●自然な眠気がほしかったら、寝る30分前に洗濯物を畳む……96
●夜中に目が覚めるのは「アセチルコリン」のしわざ……98
●背筋を伸ばすと目が覚める「セロトニン」の作用……99
●ストレッチとヨガは眠気を誘う……100
●夜中のお菓子は睡眠を浅くする――「オレキシン」と成長ホルモン……103
●真夜中の空腹を我慢する方法……105
●花粉症などで眠れないときの対処法――「ヒスタミン」を鎮《しず》める……108
●夜更かしをやめられない脳の仕組み……110
●まず1週間のうち1日を「やめる日」に……112
●寝室に快眠グッズが増えていたら……114

第4章 ビジネスパーソンにとって怖いのは不眠より睡眠不足
――「集中力低下」「疲れやすい」「怒りっぽい」が3カ月続いたら……117

●取り返しがつかなくなる前に……118

●なぜ彼は「たかが風邪」から重度の記憶障害になったのか？……119
●脳の治療に欠かせない「睡眠」の質……122
●脳はダメージを受けたときに成長する……125
●本当に怖いのは不眠より睡眠不足……127
●眠りに困ったことのない人ほど眠れなくなる……131
●20代の眠りの質が40代のうつを招くというデータ……133
●「世界的に睡眠の質が悪い」と言われる日本で起こっていること……134
●産後うつを防いでスムーズな職場復帰を……137

第5章 ちょっとした習慣で病気や不調を防ぐ

――「がん」も「糖尿病」もその眠り方が招く……139

五大生活習慣病と睡眠

●がんを防ぐ――電気をつけっぱなしで眠らない……141
●電気を消すと眠れない人は、入浴後にレッグウォーマーを……143

●糖尿病を防ぐ——起床時間をそろえる……145
●心臓病を防ぐ——朝、温かい飲み物で深部体温を上げる……149
●脳卒中を防ぐ——夜遅い食事を避ける……152

体の不調と睡眠

●月経前症候群——月経前の悪い習慣を月経後まで持ち越さない……154
●起立性調節障害——朝気持ち悪くなる人は、入浴後、ひざ下に冷温水をかける……157
●からだのかゆみ——起きたらすぐに着替える……160
●夜間のトイレで目が覚める——昼間に1回多くトイレに行く……162
●ちょっとした悩みで眠れない——冷凍タオルで頭を冷やす……164
●風邪で不眠症になる人も——回復したら寝床に持ち込んだ物を排除する……167

第6章 3つのステップでどのように生活が変わるのか

——なぜ彼は「3時間睡眠」でも体調が良くなったのか……171

●女性は40歳、男性は55歳で大きく変化する……172
●10代の睡眠を追い求めてはいけない……173
●なぜ年齢を重ねると睡眠時間は短くなるのか……177
●みんなは眠る前に何をしている?……179
●締め切り前に仕事が終わるようになった女性……183
●寝つきの悪さを改善して、体が軽くなった男性……188
●無理なく睡眠薬をやめる方法……192
●3時間睡眠のままでも体調が良くなった男性……195
●仕事モードへの切り替えが早くなった女性……196

◉**おわりに**……201

◉**参考文献**……205

図版作成　J－ART

第1章

「睡眠サイクル」が整うと残業が減る

「集中力」「切り替え力」が冴えるメカニズム

●睡眠を整えると、デスクに書類が積み上がらなくなる

睡眠の技法を身につけると何が変わるのでしょう?

多くの方は、「眠れるようになる」「途中で目覚めなくなる」というように、睡眠の問題が解決するとイメージされるようです。睡眠の研修をしているとお話しすると、「眠りで悩んでいる人が多いんですね」と言われることが多く、私も当初は、睡眠のトラブルを解決することが研修の主な目的になると思っていました。

しかし、実際に睡眠マネジメント研修を受講した方々からいただく感想は違いました。**「夜まで集中力がもつようになった」「デスクに書類が積み上がらなくなった」「残業が減った」**など、昼間の仕事の能率に関することが多かったのです。

睡眠不足では仕事に集中できないということは、容易に理解できます。でも、睡眠を整えることとデスクの書類が少なくなることは関係があるのか、と疑

問を持たれる方もいらっしゃると思います。

ここでは、仕事力を上げる上で重要な「集中力」や「切り替え力」と睡眠がどう関係しているのかを、詳しくみていきましょう。

●集中力は「意気込み」で決まる？

普段私たちが使っている「集中力」や「切り替え力」という用語は、人間の心理や行動を脳の働きからとらえる認知神経科学では、**注意力**の一部に含まれます。私たち人間の注意力は、次の４つの要素によって構成されています。

①選択的注意：注意する対象を選ぶ
②持続的注意：選んだ対象にずっと注意を向ける（＝集中力）
③同時注意：②の対象に注意を向けながら、もう1つ他のことに注意を向ける
④転導注意：いくつもの対象に注意を向けつつ、必要に応じて焦点を当てる（＝切り

替え力）

これらは、①から④に向かってだんだん高度な技術になっています。私たちの脳は、常にたくさんの情報にさらされています。集中したり切り替えたりするためには、まずはその情報の中から必要なものを選ぶことから始まります。

たとえば、隣のデスクで電話をしている同僚の声が聞こえる中で、領収書の束を整理するためにパソコンで金額を入力する。このような場面では、同僚の声ではなく領収書を注意対象として選び、この注意を持続します。これが入力作業に集中しているという状態です。

脳が必要な情報を選ぶためには、耳に入ってくる同僚の声を無視しなければいけません。このことから**集中力とは、「無関係な情報を無視し続ける力」**と定義づけられます。

では、私たちの脳は、どうやって必要な情報を選んでいるのでしょうか。これには

2つの仕組みが関係しています。**最初から無関係な情報が脳に入ってこないようにする仕組みと、いったん脳に入った情報を消去する仕組みです**。ここでは、前者は、脳に入る情報にフィルターをかけるような働きなので、「**フィルター機能**」、後者は「**消去機能**」と呼んでみます。

この2つの仕組みのうち、どちらが使われるかは、私たちの作業に対する**意気込み**で決まります。「今は資料作成に集中！　集中！」と臨《のぞ》んでいるときは、フィルター機能によって最初から無駄な情報は脳に入ってきません。この場合だけをとってみれば、「集中できないのは気合が足《た》りないからだ」という理屈も正しいということになります。

しかし、私たちは目の前の課題に常に意気込んで取り組んでいるわけではありません。気が緩《ゆる》んでいるときは、フィルターが役割を果たさず、いったん同僚の声が脳に入ってくるので、今度はそれを消去する機能が働きます。領収書の金額を入力しながら、ちらちらと電話の内容が気になっているような状態です。

●「意気込み」ではどうにもならない集中力がある

私たちの脳内には、注意を向けるために使える**注意エネルギー**があります。作業をするときに「集中！　集中！」と意気込んでいると、注意エネルギーはフィルター機能に使われ、目的の作業を妨害する邪魔な情報をシャットアウトします。

一方で、気が緩んでいるときは、フィルター機能に注意エネルギーが回らずに情報をシャットアウトできないので、妨害情報がいったん脳内に入ってから、消去機能に注意エネルギーが使われます。

どちらの場合でも集中はできていますが、前者は周囲のことに気がつかないほど没頭している状態で、後者は周囲が気にはなりつつも作業は妨《さまた》げられないという状態です。

さて、ここでやるべき作業の難易度が上がると、どうなるでしょうか。

やるべき作業が、領収書の金額を入力していくような単純な作業ではなく、難しい

図1　集中力は、脳内の「注意エネルギー」配分に左右される

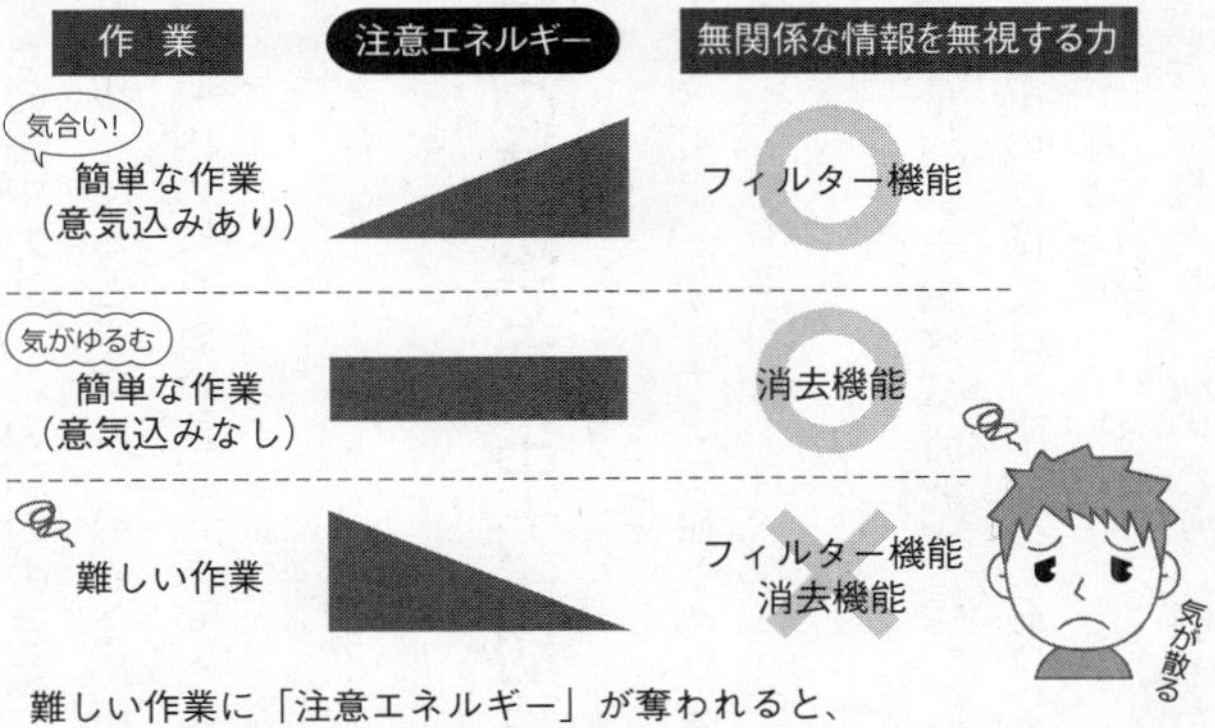

難しい作業に「注意エネルギー」が奪われると、
フィルター機能も消去機能も働かなくなり、「気が散る」状態になる

専門書を読みながら重要な会議の資料を作成するような場合です。

このような状況では、脳内の注意エネルギーは、難しい作業の処理に持っていかれます。私たちの脳は、情報の因果関係を考えたり、そこから次の作業の優先順位を立てるような作業をするときには、脳の前のほうに位置する前頭葉《ぜんとうよう》が活発に働きます。この前頭葉の活動に注意エネルギーが奪《うば》われると、フィルター機能も消去機能も働かなくなり、その結果周囲がうるさいと感じ、「気が散る！　集中できない！」という状態になってしまいます（図1）。

私たちの集中力は、この脳内の注意エネルギーの配分によって左右されます。集中して考え事をするときには、静かな場所に移動する方が多いと思いますが、これは、私たちの脳内の限られた注意エネルギーをうまく配分するための対処行動だということです。

●睡眠の技法で「集中力」「切り替え力」が冴える理由

さて、今度は、集中力と睡眠との関係をみていきましょう。睡眠が不足していると き、脳はどんな状態になっているのでしょうか。

睡眠不足の脳を調べる研究では、一晩徹夜した人の脳をスキャンして画像化します。その脳の画像では、脳の後ろ側にある頭頂葉《とうちようよう》の働きが低下し、前側にある前頭葉の働きが活発になっています。

頭頂葉は、見たり、聞いたり、触ったりした情報が集まる場所です。言わば、事実

図2　睡眠不足の脳は集中力が低下する

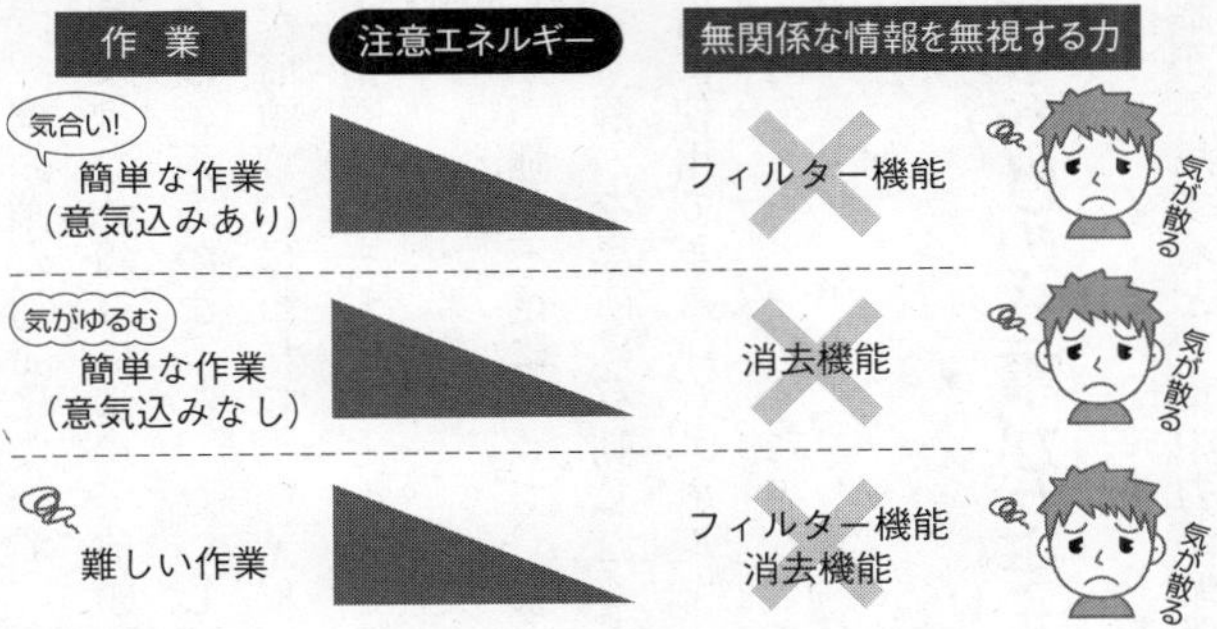

睡眠不足になると「注意エネルギー」が前頭葉に奪われ、フィルター機能や消去機能が働かなくなり、簡単な作業でも「気が散る」状態に

を確認する場所。一方、前頭葉は、その確認をされた事実情報と過去の経験（記憶）を照合して、その情報の意味を判断する場所です。

たとえば、リンゴを手に取ってみると、まず頭頂葉に、「赤い」「丸い」「強く握るとつぶれる程度の硬さ」という情報が集まります。その後、これらの情報が前頭葉に送られ、記憶と照合されて、これは「リンゴ」だと判断されるという仕組みです。

睡眠不足になると、事実を確認する頭頂葉の働きが低下して、その代わりに、過去の記憶で判断する前頭葉が活発になります。これは事実情報が十分に集まらなかったので、前頭葉が活発になって、その情報不足を埋め合わせているのです。

このような仕組みによって前頭葉が過剰に活発になっていると、先ほどの例の領収書の金額の入力のような、たいして難しくない作業をしていたとしても、注意エネルギーが前頭葉に奪われて、フィルター機能で妨害情報をシャットアウトしたり、脳内の妨害情報を消去することができなくなってしまいます（図2）。

これが、睡眠不足によって、集中力が低下するメカニズムです。私たちは、単純な作業でも静かな場所に移動したくなるときがありますが、これは、睡眠不足によって集中力に使用できる注意エネルギーが少なくなり、なるべく妨害情報がない環境をつくろうとしているということなのです。

●やりかけの仕事がたまる本当の理由

睡眠が不足すると、集中力が低下しているにもかかわらず、切り替え力が働いてしまうことがあります。本来ならば、切り替え力は集中力が発揮されていないと機能しません。しかし、睡眠不足によって前頭葉が過剰に働くと、基礎である集中力が整っていないのに、高度な切り替え力が暴走してしまうことがあるのです。

このような場合私たちは、手をつけた作業が完結しないまま目に入ったメールや書類の処理を始めてしまい、それらが半端なままどんどん溜まるので、結果的に残業が増えてしまいます。**「落ち着いてからまとめて処理をしよう」と作業を後回しにするときは、脳内の注意エネルギーの配分が乱れているサインです。**日常を振り返ってみると、そんな経験はありませんか？

睡眠サイクルが整うと、脳内の注意エネルギーの配分が適切になるので、その結果デスクの上の書類が減り、残業も減るのです。

●睡眠不足＝睡眠時間の不足ではない

ここでお話しした睡眠不足という言葉が指しているのは、単純に睡眠の量が不足している状態だけではありません。**深い睡眠がつくられていない、睡眠中の脳内の情報処理活動が妨げられているなど、睡眠の質が低下してしまっている状態も含まれています。**

まとまった睡眠時間がとれなくても、効率よく深い睡眠をつくり、睡眠中の情報処理機能を高められれば、脳内の注意エネルギーをしっかり確保することができます。

この注意エネルギーを確保するためには、**睡眠に関する誤った認識を修正しなければなりません。誤解があると自分で自分の睡眠の質を低下させてしまうからです。**

睡眠の技法を始める前に、睡眠の誤った認識をチェックして、確実に修正していきましょう。

図３　睡眠の質を悪くする認識チェック

当てはまる項目をチェックしてください

- □ 眠っていなくても寝床で横になっていたほうが体が休まる
- □ 睡眠時間は30分、1時間単位で増やさなければいけないと思っている
- □ 寝つきが悪く睡眠時間が短いので、できるだけ早寝をする
- □ いつも眠いのは睡眠が足りないせいだから、休日は昼頃まで眠っている
- □ 規則正しい生活のために、就寝時間をそろえている

これらはすべて間違いです

１つでも当てはまったら、あなたは自分の睡眠の質を低下させている可能性があります

●睡眠の質を下げる5つの誤解

睡眠に関する認識が誤っていると、良いと思って行動すればするほど、自ら睡眠の質を低下させてしまうことがあります。

睡眠の質を下げる誤解がないかを、29ページのリスト（図3）でチェックしてみましょう。

いくつ当てはまりましたか？

ご自分の認識が1つでも当てはまったら、自ら睡眠の質を低下させてしまっている可能性があります。じつは多くの方々が、これらの誤った認識をお持ちなのです。

どこが誤解で、どう修正すればよいのかを1つずつ整理していきましょう。

マチガイ① 眠っていなくても寝床で横になっているほうが体が休まる

正解 「眠っていないけど寝床にいる時間」はつくってはいけない

医学的には、寝床の中にいるけれど眠っていないという時間はできるだけつくらないようにしなければいけません。

眠れないな……というときに、「もう少し目を閉じてじっとしていよう」と頑張ることも、朝目覚めて少し時間があるから、寝床で横になりながらスマホでニュースをチェックすることも、休日だから、寝床でゴロゴロしながらリラックスして読書をすることも、すべて睡眠の質を下げてしまうのです。

これには、私たちの脳の仕組みが関係しています。

●寝床で本を読んでいると……

私たちの脳は、場所と行為をセットで記憶するという特徴があります。

寝床で考え事や読書などをしてしまうと、**脳は、「寝床は、考え事をする前頭葉や文字を読む言語野が働く場所だ」と記憶してしまいます。**すると、特に考えることがないときでも、本を持ち込んでいないときでも、寝床に入ると前頭葉や言語野など、**睡眠に関係ない脳の部位が働いてしまい、睡眠中の脳の活動を阻害してしまうのです。**

脳は、睡眠中にとても忙しく働いています。**睡眠中の脳の主な働きは、昼間に学習したことの反復練習と、不必要な情報の消去です。**これらの働きによって、学習したことが能力として定着し、翌日はまた新しいことが学習できるように空き容量がつくられるのです。私たちが日々成長するために重要なこのような働きを妨げる行為は、なるべく避けたいですよね。

そこで、寝床での考え事は、15分でやめるようにしましょう。15分眠れなかったら、寝床を出てみましょう。「寝床=睡眠」という脳の記憶を強化して、寝床に入っただけで、脳が速やかに睡眠の作業を始められるようにすることが大切です。

また、休日など時間に余裕があるときに寝床にいるという行為も、ぐっすり眠った感覚を低下させ、平日の寝起きを悪くしてしまいます。**目覚めたら、できるだけ寝床から出るようにしましょう。**

マチガイ② 睡眠時間は30分、1時間単位で増やす

正解 1日15分でも早寝をして睡眠の絶対量を増やす

皆さんは、睡眠を1日単位で考えることが多いのではないでしょうか。「昨日は何時間眠った」など、1日の睡眠時間数を気にされる方が多いと思います。

研修に参加された方が、「はじめはどうせ早寝早起きが大事という話をされるのかと思っていました。今6時間は眠れているのですが、7時間睡眠は無理なので早寝早起きが大事と言われてしまうとつらいです」とお話しされたことがありました。

私たちはどうやら、睡眠時間を1時間単位（30分も1時間単位の半分）で考える傾向があるようです。眠る時間を決めるときに、必ずテレビ欄を思い浮かべるという方も多いです。22時に終わる番組を観て眠るか、23時に終わる番組まで観るか、というよ

うに、１時間単位で日課が調整されていませんか？

●1日の睡眠時間数より1カ月や1年の絶対量をみる

じつは、医学的には、１日の睡眠時間数より、**1カ月や1年でどのぐらい睡眠をとったかという絶対量が重要視**されます。

脳にとって睡眠とは、昼間に脳内に溜め込んだ物質を分解することです。私たちの脳は、ゴロゴロ横になっていても、一生懸命仕事をしていても、同じように物質が溜まっていきます。それらが充満すると、分解が始まります。これが睡眠です。そして、脳内の物質を分解しきると、次は溜め込みはじめます。これが目覚めです。起きて寝て、ということは、物質を溜めて分解して、という脳の作業なのです。

つまり、**起きているのと眠っているのは、脳にとって連続した現象**であり、その連続は**1日で完結するわけではない**ので、睡眠は１日の時間数よりも、もっと長いスパンでとらえなければならないのです。

このような考え方では、睡眠時間を増やす場合に、1時間単位にこだわる意味はありません。たとえば、0時に就寝している方が、23時45分に就寝したとします。睡眠を1時間単位で考えると、15分程度睡眠時間を増やしたところで睡眠不足は解消できないと思ってしまいます。しかし、絶対量を増やすという考えでは、この15分の早寝を1カ月続けると、7.5時間、ちょうど1日の睡眠時間程度が稼げたことになります。

このように、ちょっとでも睡眠時間を積み上げて、絶対量を増やしながら、慢性的な睡眠不足を解消していくのです。

マチガイ③　寝つきが悪く睡眠時間が短いので、できるだけ早寝をする

正解　眠くないうちから無理な早寝をしない

寝つきが悪い方ほど、「眠れていない」という焦《あせ》りから、早く就寝しようとする傾向があります。夕方あたりからそわそわとしてしまい、眠る支度をささっと整えて「今日こそは眠れますように！」と気合を入れて早い時間から就寝するという方もいらっしゃいます。

しかし、この**就寝時間を早めようとする行為が、逆に寝つきの悪さをつくってしまうことがあるのです。**

後ほど詳しくご紹介しますが、人間は、内臓の温度である深部体温が下がると眠く

なるという仕組みを持っています。

まだ深部体温が下がっていない時間帯に寝床に入っても、体温が下がるまでは眠れません。この体温が下がるまでの時間が寝つきの悪さとして自覚されてしまい、焦ってさらに就寝時間を早めてしまうという悪循環に陥《おちい》ってしまうことがあるのです。

そこで、眠くなるまで寝床に入らないということが大切なポイントになります。

マチガイ④　いつも眠いのは睡眠が足りないせいだから、休日は昼頃まで眠っている

正解　寝だめをせずに深い睡眠をつくる

朝はなかなか起きられず、通勤の電車で眠り、仕事中も午前、午後に限らずいつも眠い、という方は、比較的若い女性に多くみられます。このような方は、「昼間に眠気があるということは睡眠が足りていないのだ」と考え、休日は昼頃まで眠って睡眠の絶対量を増やそうとする傾向があるようです。

●「いつも眠い」を解消する2つのポイント

マチガイ②で、睡眠は絶対量を増やすことが大切だ、とお話しいたしました。しかし、いつも眠いという状態を解決するには、**絶対量を増やすこと**と、睡眠のリズムをつくっている**生体リズムをずらさない**という２つのポイントを**両立**しなければなりません。

睡眠の絶対量を増やそうとするあまり、昼頃まで眠るといういわゆる「寝だめ」をすると、生体リズムが後ろにずれてしまいます。すると、夜の睡眠が深くなりにくくなってしまいます。その結果、体を回復する睡眠がしっかりつくられないので、いつも眠くなってしまうのです。

いつも眠い方は、まずは**夜の深部体温をしっかり下げて、睡眠の深さをつくる**ことを試してみましょう。そのためには、**休日の朝は、平日と同じ時間に明るくする**こと。起きられなくても、脳が光を感知することが大切です。これは次のマチガイ⑤にもつながります。

マチガイ⑤ 規則正しい生活のために、就寝時間をそろえている

正解 就寝時間ではなく、起床時間をそろえる

規則正しい生活をしようと真面目に考えていらっしゃる方ほど、就寝時間をそろえようとする傾向があるようです。だらだらと夜更かしをしてしまうことを防ぐために、限度を設けて、「少なくともこの時間までには眠るようにしよう」と規制するのは、生活管理の方法として良いと考える方が多いと思います。

就寝時間をそろえることは、何が良くないのでしょうか。

たとえば、「0時には眠ろう」と決めている方は、23時45分に、すべてのことが済んで後はもう眠るだけという状態になっていても、なんとなく0時まで何かをして過

ごす傾向があります。別に、何か大事なことをしているわけではありません。ネット検索をしたり、テレビを観たり、雑誌を見たりと、本来はどうでもよいと思っていることをして、15分早寝できる睡眠を無自覚に削《けず》ってしまうのです。就寝時間をそろえようとすると、睡眠の絶対量を増やすチャンスを逃してしまいます。

私たちの睡眠をつくる**生体リズムは、朝の光を感知したところからスタートします**。つまり、**朝の光を受けた時間によって、眠くなる時間が決まる**という仕組みなのです。ですから、就寝時間をそろえるのではなく、起床時間をそろえることを意識しなければいけません。

*

これで、睡眠に関する5つの誤解が修正できたと思います。

それぞれの項目で、その誤解を解消する方法をご紹介いたしました。これらの解決方法を3つのステップにまとめたのが、第2章で詳しくご紹介する「睡眠の技法」です。３つのステップとはこちらです。

ステップ１　眠りに関係ない物を寝床に持ち込まない
ステップ２　睡眠効率を85％以上にする
ステップ３　起床時間をそろえて15分でも早寝をする

先にもご紹介しましたが、睡眠の研修で、この３つのステップを学び、実行した社員の方々が最も感じる変化は、昼間の活動が充実することです。

ある企業で研修から２カ月後に行なったアンケート結果では、最も多かったのは**「休日の活動量が増えた」**という回答でした。次いで**「起床がスムーズになった」「昼間の眠気がなくなった」**という項目も多く回答されました。

休日の活動量が増えたということは、寝だめ欲求が減り、休日も平日と同じ時間に起きて活動するようになったということです。

寝だめは良くない、という情報から、無理やり朝型の生活に変えようとしても、なかなか長続きしないと思います。結局、寝だめの気持ちよさが捨てられないから、良くないと思っても寝だめしてしまうという方は、多いのではないでしょうか。

第2章でご紹介する3つのステップは、寝だめをやめるということではなく、**寝だめをしたいという欲求そのものが起こらなくなる**ことを目指します。

それでは、3つのステップで睡眠サイクルの乱れを、根本から解決していきましょう。

第2章

仕事力が上がる！
「睡眠サイクル」を整える
3つのステップ

「短時間睡眠」「不規則な生活」でも
眠りの質を上げる方法

●「短時間睡眠法」「早起き習慣」もこの3つのステップで

皆さんが「睡眠のスキルを高めよう！」と思う動機は、眠れない、朝起きられない、頭が冴《さ》えないというネガティブなものばかりではないと思います。

「短時間睡眠法を実践したい！」「朝活サークルに出て生活をガラッと変えたい！」といった、今の生活の活動時間を増やし、より充実させたいという動機を持っている方も多いのではないでしょうか。

これからご紹介する3つのステップは、睡眠治療のノウハウから、忙しいビジネスパーソンでも実践できる方法を選《よ》りすぐった構成になっています。

同時に、どんな睡眠サイクルであったとしても、これだけは守っていただきたい基本的なことでもあります。

第4章でお話ししますが、最低限のルールを無視して睡眠時間を削《けず》ってしまったことで、取り返しのつかない病気になってしまう例もあります。

まずは質の高い睡眠をつくることを最優先し、その上で、目的に見合った生活サイクルを実現していただきたいと思います。

ステップ1 眠りに関係ない物を寝床に持ち込まない

睡眠のマチガイ①（31ページ）でもお話ししたように、睡眠の質を高めるには、まず眠りのエリアを特定することが大切です。その理由は、2つあります。

●「使える記憶」は睡眠中につくられる

1つは、**睡眠中の脳の活動を邪魔しないため**です。第1章でもご紹介したように、睡眠中の脳の主な仕事は、昼間学習したことの反復練習と不必要な記憶の消去です（32ページ）。

私たちは、昼間にたくさんの情報を脳に溜め込みます。その中には、重要な情報もいらない情報も含まれています。睡眠中の脳は、それらの情報から重要なものをリプレーし、いらないものを消去することで、翌日以降の作業効率を高めています。

リプレーは、昼間に覚えた単語や出来事だけでなく、新しい道具の使い方や体の動きに対しても行なわれます。動作も記憶なので、睡眠中に反復練習されることで上達していくのです。出来事でも動作でも、昼間に学習した時点では、ただ一時的に覚えただけの記憶です。しかし、**脳内で複数回使用されると、必要な記憶として定着**されます。この複数回使用されるという過程が、睡眠中に行なわれます。

それと同時に、**不必要な記憶（細胞）を消去し、空き容量がつくられます。**空き容量がつくられたことで、新しい細胞は生まれやすくなるので、翌日以降、私たちはまた新しいことを学習することができるのです。

●本やスマホが置いてあるだけで、脳は興奮してしまう

睡眠中の脳が、このような記憶の反復練習と消去を行なうためには、**静かな環境が望ましい**のです。

光が見えたり、音が聞こえたり、触られるような感覚があると、脳内の作業は邪魔されてしまいます。

このような邪魔な刺激を防ぐために、脳には、自分自身の注意を引きつけて、外からの感覚をシャットアウトするシステムがあります。これは**入眠時心像**《にゅうみんじしんぞう》と呼ばれます。

眠り始めにうとうとしている段階で、非現実的な映像や幾何学模様が見えたり、実際には人がいないのに人の話し声が聞こえたり、体が沈んだり浮かび上がるような感覚を経験したことはありませんか？　これらは、脳が外の感覚をシャットアウトするために私たちの注意を引きつけようと生み出した感覚です。これらの感覚に注意を向

けていると、速やかに睡眠に入っていきます。

脳がこれほどのシステムを使って外部の刺激を遮断《しゃだん》しようとしているということから、いかに睡眠中の脳の活動が重要であるかがお分かりいただけると思います。

寝床に持ち込まれたスマホや本、音楽プレーヤーなどで、睡眠の作業を始めようとしている脳の視覚野、言語野、聴覚野などを刺激してしまうことは、せっかく**自身を成長させようとしている脳のシステムを邪魔**しているということなのです。

さらに、第１章でご説明したように、**脳は場所と行為をセットで記憶**します（32ページ）。特にその物を使用していなくても、寝床に感覚を刺激する物が置かれているだけで、使用しているときと同じ脳の部位が働いてしまうのです。

●なぜ90分ごとに目が覚めやすいのか

もう１つの理由には、レム睡眠が関係しています。

睡眠は約90分サイクルで深くなったり浅くなったりするという話はご存知だと思います。このサイクルの最後に現われるのが、**レム睡眠**です。

レム睡眠とは、人間が誕生する以前に主に使われていた睡眠です。**レム睡眠は、外に注意を向けながら眠るという技術**です。動物にとっては、眠っていても敵に襲われたら逃げなければならないので、ガサガサッと物音がすると、ガバッと起きられる睡眠を使っています。私たち人間は、進化の過程で敵に襲われることがなくなりましたので、レム睡眠がいらなくなり、今は睡眠と覚醒をつなぐ役割として、約90分サイクルの最後に出現していると考えられています（図4）。

●寝床に物が置いてあると、明け方に目が覚めやすい

さて、私たち人間でも、この**レム睡眠に差し掛かると、体のまわりに注意が向けられます**。もちろん意識はありません。自覚的には眠っているのですが、体のまわりに注意が向けられているのです。

図4　なぜ、明け方近くに目が覚めやすいのか？

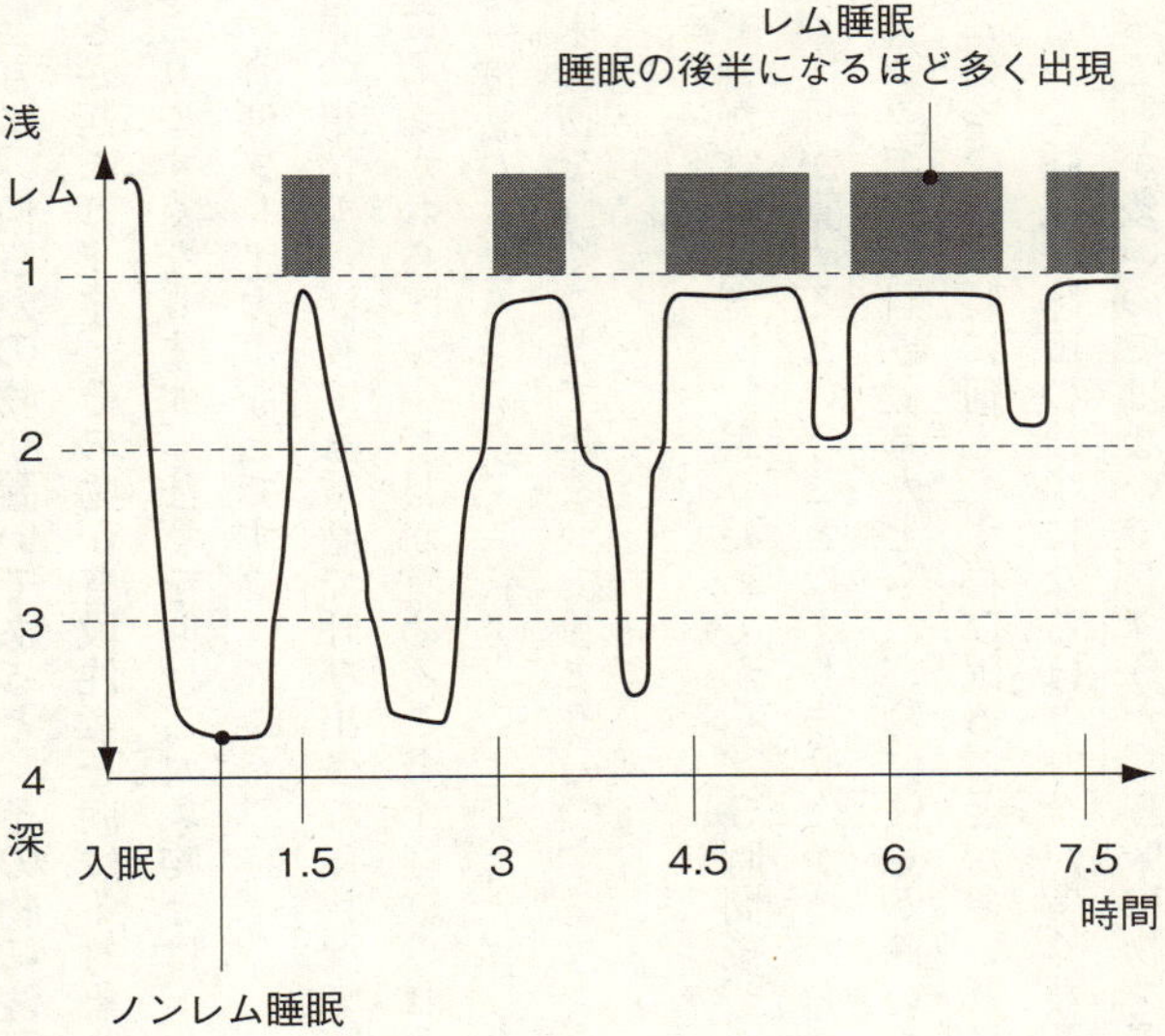

レム睡眠に差し掛かると、体のまわりに注意が向けられるので、目が覚めやすくなる。とくに寝床に物が置いてあると、その物に注意が向くので睡眠の質が低下する

このときに、**何らかの物が置いてあると、その物に注意が向けられて目が覚めると**いうことが起こります。その物が普段注意を向ける対象物であるほど、このような反応は起こりやすくなります。注意を向ける対象物とは、先ほども挙げたような、スマホ、本、音楽プレーヤーなどです。

お仕事の事情で、深夜でも電話で呼び出される状況で眠っていると、電話が鳴っていないにもかかわらず途中で目が覚めることを経験される方が多いです。このようなときは「電話が気になって起きてしまった」と思われるはずです。これと同じ現象が、寝床に物を置くことで起こってしまうのです。

途中で目が覚める方は、眠り始めてから、3時間後、4時間半後、6時間後あたりに決まって目が覚めるということはありませんか？　ちょうどレム睡眠に差し掛かったタイミングです。目が覚めたときは、物に注意が向いたという自覚はないので、お手洗いにいったり、特に何もせず再び眠ることが多いと思います。

また、レム睡眠は睡眠の後半になるほど割合が多くなるので、明け方に近い時間に目覚めることが多いのではないでしょうか。寝床に物を置いていることが、これらの原因の1つになり得るということです。

動物の睡眠にたとえてみると、自分が安心できる空間である巣の中に、わざわざ敵を置いて眠っているような感じです。

これでは、いくら早寝をしていたとしても、**睡眠の質が低下**してしまうということがお分かりいただけると思います。

●寝床は眠る場所だと脳に認識させる

これら2つの理由から、眠るエリアを特定して、その線から中には眠りに関係ない物を持ち込まないようにする必要があります。

それではこのエリアは、どのぐらいの大きさに設定すれば良いのでしょうか。寝室を他の部屋と分けられる方は、寝室に物を持ち込まないようにできれば理想的です。

寝室にテレビや本棚を置かないようにすれば、寝室に入った時点で、脳は「ここは眠る場所だ」と認識し、速やかに睡眠に入る作業を開始します。

しかし、生活環境によっては、ワンルームであったり、寝室にある物を運び出せないということもあると思います。そのような場合は、**布団やベッドの上に物を持ち込まないように**してみましょう。布団のラインを越えたら、睡眠がスタートするということを、脳に視覚的に教え込むようなイメージです。

●「寝床で読書」がやめられないなら

長年、寝床で読書をしながら、うとうとしたら眠るという習慣をお持ちの方や、眠る前にメールを返信しなければならない方もいらっしゃると思います。このような方々は、寝床の横に椅子などを置き、そこで読書をしたりメールを書き、本やスマホを椅子に置いて寝床に入るというようにしてみましょう。

習慣は変えずに、活動する場所と眠る場所を切り分けるようにすれば、今まで眠くなるまで寝床で待っていた時間はなくなり、睡眠中のリプレーによって読書やメールの内容もしっかり記憶できるので、活動も睡眠も充実させることができます。

●目覚まし時計も寝床の外に置く

ここで、どこまでが眠りに関係ない物と判断すればよいのかと疑問を持たれる方もいらっしゃると思います。

まず迷うのは、目覚まし時計です。目覚まし時計は、眠るという行為に関係がある物ですが、**眠るために必要な物ではありません。**したがって寝床の外に置くようにしてみましょう。

寝床に目覚まし時計を置かないと、朝起きられるか不安だという方もいらっしゃるでしょう。この問題を解決するために、私たちが目覚める仕組みをみてみましょう。

●起床時間を3回唱えるとスッキリ起きられる

じつは、私たちの脳にはもともと目覚まし機能が備わっています。睡眠の後半は、起床準備をする役割を持っています。起床する3時間前から、血圧や血糖値を上げるコルチゾールという物質が分泌されだして、徐々に量が増えてピークになると体が起きられる状態になって、目が覚めるという仕組みなのです。

このコルチゾールは、**眠る前に起床時間を頭の中で3回唱えると、分泌される時間帯をコントロールできる**ことが知られています。これは**自己覚醒法**と呼ばれる方法です。「6時に起きる」と頭の中で3回唱えて眠ると、夜中の3時からコルチゾールが分泌されて、起床準備がしっかり整うので、スッキリ起きられやすくなります。

この機能を使わずに、目覚まし時計だけに目覚めをゆだねてしまうと、コルチゾールが十分分泌されていない段階で目覚まし時計の音で目が覚めることになるので、目覚めが悪く、朝不機嫌になったり、体が起こせなくなってしまいます。

目覚まし時計はあくまでも保険として使用し、脳内の起床システムを活用してみましょう。この起床システムは、練習するほど上達するという特徴があります。

目覚まし時計を寝床に置かないと不安な方は、まずは目覚まし時計を寝床に置いたまま、自己覚醒法を2週間試してみましょう。すると、2週間のうち1日か2日、目覚ましのアラームより早く日が覚める日が出てくるはずです。これを継続させていき、目覚ましより前に目が覚めることが定着してきたら、目覚まし時計を寝床の外に出してみましょう。

このように、猶予期間を設けると睡眠の環境をうまく変えることができます。できるだけ外からの助けを借りずに、自分の力で起きられるようになりたいですね。

●睡眠アプリの測定を気にしすぎない

最近は、睡眠の状態を測るアプリを使うためにスマホを枕元に置いている方も多いと思います。こちらも同様で、本来は眠りには不必要な物なので寝床には持ち込まないことが理想です。目覚めやすい時間に目覚まし機能で起こしてくれるから重宝しているという方は、そのまま使用されても良いですが、せっかくご自分の脳内にも目覚まし機能があるので、そちらも併用していただければと思います。

おすすめしない使用例としては、測った睡眠のリズムを過度に意識してしまうことです。「睡眠計では一晩中深い睡眠がとれていると出ているのに昼間眠いんです」とご相談をいただくことがよくあります。人間の睡眠サイクルは、一晩中深い睡眠になるということはあり得ません。睡眠は、最初の2サイクルに深くなり、その後はほとんど深い睡眠は出現せず、起床準備をしているからです。

睡眠アプリの良いところは、普段意識していなかったご自分の睡眠状態に気づき、睡眠を見直してみようと思えることです。しかし、自分の睡眠の感覚が惑わされてしまうようならば、睡眠サイクルを整えるために睡眠の状態を測るという目的が果たせなくなってしまいます。

皆さんが睡眠の状態を測りたいと思われるのは、睡眠は生理現象の中でも覚えていない現象だからだと思います。私たちは、おととい何時に眠って何時に起きたのかを思い出すことができません。思い出せないと、自分の睡眠が足りているのか自信がなく、つい人と比べたり、測ってみたくなります。

そこで、ご自分の睡眠が足りているのかどうかを判断する、臨床的な基準がありま す。**「起床から4時間後にあくびやだるさ、ボーッとする感じがあったら、睡眠が足りていない」**という基準です。

睡眠計を用いる場合でも、起床から4時間後のご自分の眠気をチェックして、自分自身の睡眠感を養うことも実施していただきたいと思います。

●絵本の読み聞かせも寝床の外で

子育て中の方の中には、お子さんを寝床に寝かせて絵本を読み聞かせるという方も多いのではないでしょうか。昔から、子どもが寝床にいて親が添い寝しながら絵本を読み聞かせている映像はテレビ等でよく見ますし、今まで特に意識せずに実施していたという方も多いようです。

お子さんが「小学校に上がっても読み聞かせをしないとなかなか眠れない」というご相談をいただくこともあります。**「寝床＝睡眠」**という記憶を強化しなければならないのは、子どもも大人も同じです。寝床での読み聞かせを特に問題視しなかったことで、お子さんの眠る力を低下させてしまうのはもったいないことです。

また、小学校高学年あたりから眠る部屋が別々になると、お子さんが寝つけないでいることにも気づきにくくなってしまいます。親としては、小さい頃から眠る力を養ってあげたいですよね。

今まで寝床で絵本の読み聞かせをしていた方は、寝床以外の場所で読み聞かせをしてから寝床に行くようにしてみましょう。はじめのうちは、お子さんがなかなか眠くならないこともあると思います。少し手間がかかりますが、あくびが出てどうしても眠いという様子になるまで読み聞かせをしてあげて、寝床に入ったらすぐに眠れるように実行してみてください。

このときに、**部屋全体を明るくしないように注意して、必要な照明だけをつけるよ**うにしてみましょう。今取り組むことは、将来大きくなってから自分でしっかり眠れるようになるための重要なトレーニングになっています。

ステップ2 睡眠効率を85％以上にする

寝床に物が持ち込まれずに、安心して眠るエリアが確保できたら、次は睡眠効率を高めていきましょう。

●眠るまでと、目覚めて寝床を出るまでをそれぞれ30分以内に

睡眠効率とは、寝床に入って眠り、目覚めて寝床を出ることがどのぐらい効率よく行なわれているかという数値で、次の計算式で割り出します。最近1カ月の様子を思い出して、計算をしてみてください（図5）。

【睡眠効率＝睡眠時間÷寝床の中にいた時間×１００】

図5　睡眠効率計算式 記入シート

最近１カ月の平均的な様子はいかがでしたか?

① 何時ごろ寝床につきましたか?

時　　　　分

② 何時ごろ起床しましたか?

※二度寝をしたときは最終的に寝床を出た時間

時　　　　分

③ 実際の眠っていた時間はどれくらいでしたか?

※二度寝や仮眠の時間は含まない

時間　　　分

---

④ ①から②までの時間（寝床の中にいた時間）

時間　　　分

⑤ ③ ÷ ④ × 100 =　　　　%

計算例

① 0 時 10 分　② 6 時 40 分　③ 6 時間

④ 6 時間 30 分 = 6.5 時間　⑤ 6 ÷ 6.5 × 100 = 92.3%

たとえば、6時間睡眠で、0時に就寝して6時に起床していたら、睡眠効率は100%です。二度寝をした場合は、最終的に寝床を出た時間を起きた時間としてください。睡眠時間は、二度寝や仮眠をした時間を含めずに数えてみましょう。

この睡眠効率は高いほど良いわけですが、皆さんが目指すラインは、**85%以上です。**85%とは、だいたい、**寝床に入ってから眠るまでと、目覚めてから寝床を出るまでが、それぞれ30分以内でできている状態**を指します。

●15分眠れなかったら寝床を出る

眠かったはずなのに、寝床に入ったら目が冴えてしまってなかなか眠れない。こんなご経験はありませんか? 眠いのに眠れない。睡眠ではこのような矛盾した現象がたびたび起こります。

私たち人間は、大脳という部分が大きく発達した動物です。

次の章で詳しくみていきますが、睡眠をスタートさせるスリープアクティブニューロンは、大脳の下の脳幹《のうかん》という部分にあります。このスリープアクティブニューロンが、大脳を眠らせるわけですが、大脳が大きく発達した人間は、**大脳活動が鎮静されないと、睡眠に入れない**という仕組みになっているのです。スリープアクティブニューロンが活発に働いているにもかかわらず、大脳の活動が鎮《しず》まらないと、お互いの活動が拮抗《きっこう》してしまい、ボーッとして起きているのか眠っているのか分からないような状態になってしまいます。

人間が眠るためには、自然な眠気だけでなく、大脳の活動を鎮めることも一緒に行なわないとならないのです。

このような脳の構造から、人間は寝床に横になってから、通常**10分ぐらい**で睡眠に入ります。

寝つきが悪いときは、30分以上、または数時間眠れないこともあります。寝床の中でなかなか眠れないでいると、眠っていないのに寝床にいる時間がどんどん増えてしまい、脳内の「寝床＝睡眠」という記憶が薄れてしまうので、さらに寝つきが悪くなってしまいます。

睡眠効率を上げるには、**15分眠れなかったら寝床を出る**ことを実践してみましょう。15分を測る必要はありません。**寝床に入ってから、「眠れないかも」と思ったぐらいがちょうど15分です。**私たちの脳は、15分眠れないと先ほどのような拮抗状態になってしまい、たいてい1時間は眠れません。そこで、「眠れないかも」と思ったら、目を閉じて粘ろうとせず、思い切って寝床を出てみましょう。

寝床を出たら、部屋全体を明るくせずに**自分のいるところだけを明るくして、テレビやパソコンはつけずに、新聞広告や雑誌をパラパラ見たり、読書をしてみましょう。**このときは、逆説的ですが、**眠気を我慢するような感じで過ごします。**

私たち人間は、暗いところで長く起きていることができません。なるべく起きていようとしていると、1時間後くらいにあくびが出て、眠くなってきます。眠気を我慢できずに、どうしても眠くなったら、このタイミングで寝床に入りましょう。

これでは就寝が遅れて睡眠時間が減ってしまうのではないか、とご心配になる方もいらっしゃるかもしれません。しかし、そのまま寝床で目を閉じて粘っていても同じように1時間程度は眠れないので、不必要に寝床の中で眠っていない時間を増やさないということが重要なのです。

寝床の外で眠りを待ち、眠くなってから寝床に入るということは、翌日からの「寝床＝睡眠」という記憶を強化していくことを狙っています。今がつらくても、継続していけば、寝床に入ったら速やかに眠れるという、脳の反応をつくることができるのです。

●朝がつらかったら、部屋を明るくして二度寝する

次に、朝なかなか寝床から出られず、睡眠効率が下がってしまう場合をみてみましょう。朝目覚めても、**体が起こせないとか、ボーッとしてしまう場合は、カーテンを**

開けて照明をつけてから二度寝をしましょう。目覚めたのに暗いまま眠ってしまうと、生体リズムがスタートしないので、朝起きられないサイクルから脱却しにくくなってしまいます。

夜カーテンを開けても外が暗い環境にお住まいの方は、カーテンを少し開けて眠ることをおすすめします。朝、自然に光が脳に届けられれば、翌日の朝にはさらに目覚めやすくなります。

ただし、マンションの共有廊下の照明や近隣の照明で、カーテンを開けると寝室が明るくなってしまう場合は、しっかりと遮光《しゃこう》することが大切です。

目覚めてから、寝床を出られたら、そのまま**窓から1メートル以内**のところへ移動しましょう。そこで眠ってしまったとしても、脳に光は届きますので、生体リズムはスタートします（生体リズムについてはステップ3でご説明します）。

たとえば窓が北側しかなく、直接日が入らなくても大丈夫です。私たちの目は、照度を絞るので外のほうが暗く見えることがありますが、光の強さは、部屋の中央にいるより窓際にいるほうが強いので、目覚めたらできるだけ早く、窓際に移動しましょう。これを続けられれば、朝の生体リズムがスタートする時間が徐々にそろってきて、自然に目覚めやすくなっていきます。

また、先ほどご紹介した**自己覚醒法**も活用すると良いと思います。眠る前に「6時に起きる」と3回唱えておくことで、夜中の3時から起床準備をするプログラムを強化しておけば、目覚めてから寝床を出る時間も短くなっていくはずです。

朝、体を起こそうとすると気持ちが悪くなったり、吐き気がするような場合は、第5章の起立性調節障害のところでご紹介する**冷温水**を試してみましょう。

●2週間で「寝床＝睡眠」の記憶を強化する

睡眠効率が85％より低い方は、眠くなるまで寝床に入らないように就寝を遅らせて、目覚めたらなるべく早く寝床を出るようにして、**睡眠全体をコンパクトにまとめ**

ていきます。

この段階では、睡眠時間が短くなってしまってもかまいません。「寝床＝睡眠」という記憶を強めていくことが目標です。

期間を2週間単位で区切り、まずは2週間のうち、できるときだけで良いので、睡眠効率を上げるようステップ2を実施してみましょう。

このとき、第6章でご紹介する**睡眠記録表「neru note（ネルノート）」**を使って、睡眠を記録しながら取り組むと、変化が分かりやすいです。

2週間経過しても寝つけない場合は、第5章でご紹介する**頭を冷やす方法**を実施してみましょう。

寝つきや寝起きは、少しずつ変化していきます。

まずは、2週間の記録をとり、その記録のうち最も睡眠が良かった日を1日見つけましょう。最初から理想的な睡眠を目指す必要はありません。**目標は、必ずご自分の記録の中から定めましょう。**最も良かった睡眠が見つかったら、次の2週間は、その日と同じように眠れる日が２日になることを目標にしましょう。

このようにして、ご自分が目指す睡眠が週の半分以上実現できるようになったら、そこからは安定して良い睡眠がとれるようになっていきます。

睡眠効率が85％以上になって２週間安定したら、次のステップ３に進みましょう。

ステップ3 起床時間をそろえて15分でも早寝をする

最後のステップでは、睡眠のメカニズムである**生体リズム**が深く関係してきます。そこでまずは生体リズムのことを、大まかに知っておきましょう。

●時計遺伝子がつくる生体リズムをそろえる

私たちの体の細胞には、**時計遺伝子**というものが存在しています。時計遺伝子は、大体24時間のサイクルの時計物質を出して、体中の臓器や筋肉、骨などの働く時間を決めています。

この時計遺伝子がつくる生体リズムのうち、私たちの生活に特に関係が深いのが次の3つです。

①メラトニンリズム
②睡眠・覚醒リズム
③深部体温リズム

●朝、起床1時間以内に光を見る

メラトニンとは、脳の中で睡眠を促《うなが》す物質で、光によって分泌がコントロールされています。光が当たるとメラトニンが減って目が覚め、暗くなるとメラトニンが増えて眠くなるのです。

メラトニンがつくるリズムは、通常**起床から1時間以内に光を見るとスタート**しますが、**朝の光でメラトニンリズムをスタートさせる効果の限度は起床から4時間まで**です。

起床時に光を見ると、その**16時間後**あたりにメラトニンが増えて眠くなり、眠ってから**3時間後**にメラトニンの分泌がピークになって、朝に向かって減っていきます。
このメラトニンリズムを助けるには、朝は目覚めたら窓から1メートル以内に入り、夜はできるだけ暗くすることが大切です。

●起床6時間後、日中の眠気の前に目を閉じる

2つ目の**睡眠 - 覚醒リズム**とは、起きている限り私たちの脳に溜まっていく**睡眠物質がつくっているリズム**です。

人間は、**1日に2回眠くなる仕組み**になっています。**起床から8時間後と22時間後**です。この時間には、生産的な活動ができなくなるので、睡眠 - 覚醒リズムは、ヒューマンエラーや生産性と強く関係しています。

このリズムを使って生産性を向上させるには、**眠くなる前の起床6時間後あたりに目を閉じること**が重要なポイントです。横になって眠らなくても椅子に座って目を閉じるだけで、眠気を減らす効果があることが証明されています。目を閉じるタイミン

グは、きっちり6時間後にならなくても大丈夫です。ただし次の深部体温が上がる時間帯（起床から11時間後）には行なわないように注意してください。

●起床11時間後、夕方は姿勢を良くする

３つ目の深部体温リズムとは、私たちの体温がつくっているリズムです。人間の体温は、体の表面の「体温」と内臓の温度である「深部体温」の2種類があります。

この深部体温には、1日のうちで上がったり下がったりするリズムがあります。起床から11時間後に最も体温が高くなり、22時間後に最も低くなるのです。私たち人間を含めた動物は、この深部体温が高くなると元気に活動し、低くなると眠くなるという仕組みを持っています。

深部体温は一定でなくリズムがあるので、体温が上がる時間帯にしっかり上げると、振り子のようにその後の時間にはグッと下がります。深部体温が急激に下がるほ

ど、睡眠は深くなります。深部体温が最高になる**起床から11時間後に、姿勢を良くしたり運動をして、筋肉を使って体温を上げる**と、その夜の寝つきを促し睡眠を深くすることができるのです。反対に起床から11時間後に眠って深部体温を下げてしまうと、その後、深部体温が急激に下がることがないので、就寝が遅くなるか睡眠が浅くなります。結果、寝つきが悪くなったり、いくら寝ても眠いということになりますので、夕方の仮眠は絶対に避けましょう。

●体調不良は3つのリズムのずれが原因

これら3つの生体リズムには、それぞれ関係性があります。

メラトニンリズムは、体の外から光でコントロールできるリズムなので、**外的リズム**と呼ばれます。それに対して、睡眠 - 覚醒リズムと深部体温リズムは、体の中のリズムなので**内的リズム**と呼ばれます。内的リズムの中でも、睡眠 - 覚醒リズムはすぐにずれやすい弱いリズムで、深部体温リズムはなかなかずれない強いリズムです。

朝、光を見てメラトニンリズムがスタートすると、睡眠・覚醒リズムはすぐにメラトニンリズムに同調します。深部体温リズムは強いリズムなので、すぐには同調しませんが、2、3週間同じリズムで生活していると、やはり同調して、3つのリズムがそろうという仕組みです。

朝起きても暗いまま過ごしていると、メラトニンリズムが遅れ、次いで睡眠・覚醒リズムも同調して遅れますが、深部体温リズムはそのまま動きません。すると、3つのリズムに不調和が生まれます。これは、**内的脱同調《ないてきだつどうちょう》**と呼ばれ、**頭痛やかゆみ、風邪などの体調不良**を引き起こします。

つまり、**毎朝同じ時間に光を見る**ということは、残り2つの生体リズムを調和させて、体調不良を防ぐ重要な行為なのです。

●週末3時間の寝だめで、3日間調子が悪くなる

さて、ステップ3では、**朝の光を脳に届ける時間帯をそろえます**。「そろえる」という基準は、**前後1時間以内**です。

生体リズムは、24時間より長く、日本人の生体リズムは平均で24・2時間ということが示されています。これは平均なので、この時間より長い人もいれば短い人もいます。**毎朝光を見ると生体リズム全体（位相）が前にずれて（前進）、その時点がスタートになります**。

生体リズムが24時間に近い人は自然に同じ時間に目覚めてリズムがずれることは少ないです。しかし、24時間より長い人は、夜更かしをすることは簡単にできますが、早起きをすることが難しいです。

光が当たらない環境で生活していると、1日のスタートが遅れていきます。

これは、光によって位相が前進されなかったため、生体リズムが地球のリズムに同

調せず独自のリズムを刻んでしまう現象（フリーラン）です。

つまり、私たちは毎朝位相前進を使って地球のリズムに同調する仕組みをもっていますが、大幅にずれた位相を1日で戻せるわけではありません。例えば、普段6時起床の生活の人が1時間寝坊した場合は翌日に6時起床のリズムに戻すことはできます。ところが2時間寝坊した人は翌日だけでリズムを戻すのが難しいです。このことから、位相前進は1日で約1時間進めるのが限度と考えられます。

これとは逆に、位相は光が当たらなければ簡単に遅れます（後退）。週末に3時間寝坊（暗くしたまま）すると、1日のスタートは3時間後退します。翌日に平日と同じ時間に起床しても、位相は1時間しか前進しないので、位相がもとに戻るのに約3日かかります。

ちなみに、西側の国に飛行機で移動しても、時間の流れは順行なので時差ボケが起こりにくい（位相後退）ですが、東側の国に移動すると、時間の流れを逆行するので時差ボケが起こります（位相前進）。

これは位相が前進しにくいことが原因で、7時間程度の移動による時差ボケは、体調が戻るのに約1週間かかります。

人間の生体リズムはこのような仕組みなので、起床する時間（明るくする時間）を一定にすることが重要なのです。

週末の寝だめは、週の前半の体調不良を招き、パフォーマンスを低下させてしまいます。毎日キッチリ同じ時間に起床することは難しくても、**1時間程度の差に納める**ことができれば、理想的なリズムがつくられています。

●寝坊した日でも、起床後4時間以内に窓辺へ行く

しかし、この「起床時間をそろえる」のは、なかなか難しいものです。

ここで、**目が覚める時間や眠くなる時間は、リズムである**ということをしっかりと認識しておきましょう。

光で調整されるメラトニンリズムは、朝しっかり光を見るほど強く減るので、その分、夜増えやすくなります。また、夜しっかり暗くすることによって、朝、減りやすくなります。つまり、**ご自分の生活で最も取り組みやすいタイミングでリズムを強調すれば、その行為によって全体のリズムにメリハリがついてくる**ということです。

休日の朝、なかなか体が起こせずに遅く起きてしまったとしても、**平日の起床時間から４時間以内に窓から１メートル範囲に入る**ようにしてみましょう。朝の光で、約１時間の位相前進ができる効果が最も高いのは、**最低体温の２〜３時間後**です。その後は、徐々に効果が低くなり最低体温の６時間後以降に光を見ても、位相は前進しなくなります。

たとえば、６時起床の場合は、最低体温は起床22時間後である明け方の４時です。ということは、起床した直後から７時までが、光で位相を前進させる最も適した時間であり、効果が低いながらも朝10時までは位相を前進させることができるのです。

ですから、休日に起きられなかったときに「ダメだった」と思う必要はありません。遅い時間でも脳に光を届けることは、翌週のリズムの助けになるのです。このように考えて、とにかく起きられたら窓際に行くことを継続していると、1カ月か2カ月後には、休日に自然に起きられる日が出てきます。

●起床時間がそろったら、数分でも早く寝る

起床時間をそろえることができたら、次は就寝時間を早めていきます。睡眠は、1日単位ではなく、絶対量を増やすことが重要だということをお話しいたしました。ステップ2で睡眠効率が高まっていれば、寝つきと寝起きの能力は高まっているはずです。この状態で、**5分でも10分でも就寝時間を早めてみましょう**。ステップ2でコンパクトにまとめた睡眠を、質を低下させずに引き延ばしていくイメージです。余裕のあるときには、30分や1時間程度、就寝時間を早めても結構です。忙しい日は、ほんの数分でも早寝を心がけてみましょう。ただし、眠くならないうちに寝床に入らないように、気をつけてください。

就寝時間を徐々に早めていくときには、どこまで早めれば良いのでしょうか。ステップにそってご自分の睡眠をつくり直した後で、適切な睡眠時間に戻していくときは、睡眠不足を判定する基準を用いてみましょう。**起床から4時間後に眠気がなければ、そのときの睡眠時間がご自分の適切な睡眠時間**です。

第6章でご紹介いたしますが、適切な睡眠時間は年齢によって変化していきます。過去の自分の睡眠時間を目指したり、8時間睡眠にしよう、とご自分の睡眠時間を固定せずに、いつも起床から4時間後の体調をチェックするようにしてみてください。

年齢やライフスタイルによってどのように睡眠サイクルが変化したとしても、この基準でチェックしていけば、その時点で最適な睡眠を見つけることができます。

●3つのステップを行ったり来たりしてスキルを高める

いかがでしたでしょうか。この3つのステップは、睡眠サイクルを整えようと思ったら、ステップ1から進めていただくのが最もおすすめですが、ステップ1やステップ2はすでに実践できているという方は、ステップ3から始めていただければ結構です。

また、ステップ3の状態を維持していたのに、風邪で寝込んでしまったことがきっかけで睡眠サイクルが乱れてしまった、というようなときは、再びステップ1から睡眠を整えていけば大丈夫です。

3つのステップは、睡眠トラブルの気づきを与えてくれるツールとして位置付けると良いと思います。

忙しいビジネスパーソンは、どれだけ自己管理をしていても、不測の事態に対応しなければならない場面があるはずです。そのようなときでも、普段からこの3つのステップを行ったり来たりしていれば、睡眠を整えるスキルが自然に高まっているので、**乱れたリズムをあっさりと回復させることができるはずです。**

３つの生体リズムが調和するには、**最短で2週間**かかります。各ステップを２週間単位で設定し、１カ月から２カ月で理想の睡眠を整えていくようなペースで取り組んでいただければ、無理なく確実に睡眠を変えていくことができるはずです。

第3章

睡眠の「5つのスイッチ」を使いこなせば仕事効率がアップする！

「集中力」を生み、「昼の眠気」「夜の不眠」を
解決する

●疲れているのに眠くならないことがあるのは、なぜ?

夜遅くにへとへとになって帰宅して、疲れきっているはずなのに、なぜか眠くならない。明日の仕事のためには十分眠っておかなければいけないと分かっているのに、なぜかだらだらと夜中まで過ごしてしまう。

こんなことは、ありませんか?

私たちは、ときとして、自分の生理的なリズムをうまくコントロールできなくなってしまい、思っていることと矛盾した行動をとってしまうことがあります。自分の行動がコントロールできなくなると、焦《あせ》ったり苛立《いらだ》ってしまうことがありますが、心配することはありません。私たち人間は、なぜそうなってしまうのかという仕組みが分かると、自ら改善できるからです。

矛盾した行動で、自ら睡眠を削《けず》ってしまうことには、科学的な仕組みがあります。

この章では、私たち自身の仕組みを知ることで、悪い習慣を断ち切り、睡眠サイクルを改善する方法を見出していきましょう。

●睡眠と覚醒を決める5つのスイッチ

集中しなければいけないときに眠くなる、体が緊張して眠れない、お腹《なか》がすいて眠れないなど、私たちの脳や体は、場面にそぐわない働きをしてしまうことがあります。

何とかしたいなと思いながらも、体がうまく機能してくれないので、どんどん悪循環にはまっていってしまうこともあります。

なぜ、ぐっすり眠ったり、シャキッと目覚めたりするのが思うようにいかないことがあるのでしょうか。

皆さんは、眠ることと目覚めることは、スイッチがパチッと切り替わるような仕組みになっていると思っていませんか？　スイッチが切り替わってコロッと眠れる。そうなれば便利だと思われる方もいらっしゃるかもしれません。

しかし、私たちは動物なので、眠っているときに敵が近づいてきたらガバッと起きて逃げなければいけませんし、身の危険があるときは、眠らないように覚醒を保たなければなりません。そんな不測の事態に対応できるように、私たちの脳は、少し複雑な仕組みで睡眠と覚醒を調整しています。

脳には、睡眠と覚醒を切り替えるスイッチが5つあります。

①ノルアドレナリン
②アセチルコリン
③セロトニン
④オレキシン
⑤ヒスタミン

これら5つの神経伝達物質には、その分泌がスタートする神経核があります。この5つの神経核は、**脳幹**《のうかん》と**大脳**にそれぞれ配置されていて、絶妙なバランスをつくっているのです。脳幹と大脳の役割は、ひとことで言うと「眠らせる脳」と「眠る脳」です。第2章でも触れましたが（67ページ）、脳幹には、睡眠をスタートさせるスリープアクティブニューロンがあり、このスリープアクティブニューロンが大脳を眠らせます。大脳には私たちの昼間の記憶が大量に詰め込まれていて、大脳が眠ることでその記憶が整理されます。

そしてこれら5つのスイッチの特徴をみていけば、おのずと私たちが日常的に経験する睡眠と覚醒のトラブルの解決策が見えてくるはずです。

※これら5つの神経伝達物質を修飾させるグルタミン酸も睡眠と覚醒に関与していますが、本書では5つのみを対象にご紹介いたします。

●集中力を生む「ノルアドレナリン」

脳幹に神経核を持ち、**脳の覚醒を維持するノルアドレナリン**には、**物事に注意を向けたり、集中する役割**があります。第1章でお話しした**集中力、切り替え力のメカニズムを担う物質**です。これは、私たちの日常生活では、人の話や読書に集中するときに必要な物質です。

動物的な観点では、敵や獲物を発見するときに必要な働きなので、**強い集中とともに、不安や恐怖の感情を引き起こす**ことでも知られています。

●脳が冴えるのは「50％よく分かり50％やや難しい」状況

皆さんは、こんな経験がありませんか？　何かの講義を聞いているときに、講師が単調な話し方で退屈な話をしていると眠くなるけれど、反対に、すごい緊張感で難し

図６　ノルアドレナリン分泌量はそこそこで集中力アップ！

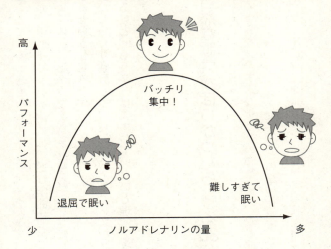

ノルアドレナリン分泌量と集中力の関係は「逆U字曲線」を描く。退屈な話でノルアドレナリン分泌が少なすぎても、難しい話で分泌が多すぎても眠くなる

い話をしているときもなぜか眠くなってしまう。

ノルアドレナリンの分泌には、**逆U字曲線**という特徴があります（図6）。退屈な話のように、分泌が少なすぎても眠くなるし、難しい話のように分泌が多すぎても眠くなるという仕組みです。

脳がしっかり覚醒して、高いパフォーマンスを発揮するには、**半分はすんなり理解できるけど、もう半分は集中していないと理解できないという状況**が最も適しているのです。

●自然な眠気がほしかったら、寝る30分前に洗濯物を畳む

このようなノルアドレナリンの特徴から、眠る前に洗濯物をひたすら畳んだり、手帳にスケジュールを書き写すなどの**単純作業をしていると、自然に眠くなってきます**。また、ほとんど理解できないような難しい本を読んでいても眠くなります。

この単純作業をして眠気を誘うときの注意点は、実施するタイミングです。ノルアドレナリンは、他のスイッチに比べて、眠りに入る前の段階で分泌が減っていきます。

そこで、速やかに眠りに入るためには、**就寝30分～1時間程度前から**ノルアドレナリンの分泌を低下させていくことが有効なのです。

タイミングが遅れて、**いざ眠ろうとするときに、眠りを促すグッズなどで単調な映像や音をひたすら見たり聞いたりしていても、なかなか眠れません。**これでは、ノルアドレナリンの不安や恐怖を引き起こす作用が働いて、ネガティブな悩みをぐるぐる考えてしまうことになります。

就寝30分～1時間ほど前に、何らかの手作業を伴う単純作業をしてみましょう。家事が最も手頃です。女性の場合は、洗顔などを済ませた後で単純な家事を行なうように順番を工夫すると良いと思います。単純作業をするときは、テレビをつけたり音楽をかけたりせず、淡々と作業だけを行ないます。すると、自然にあくびが出てくるので、どうしても眠くなってから寝床に入れば、睡眠効率を高められます。

●夜中に目が覚めるのは「アセチルコリン」のしわざ

夜中に、特に原因がないのにふと目が覚めることがあります。目覚めてもまたすぐに眠れるので、何だったんだろう？　と思いますが、このときに働いているのが、**アセチルコリン**です。これも、脳幹から大脳を覚醒させています。

アセチルコリンの役割は、**目新しい刺激に反応する**ことです。眠っているときに、何か聞き慣れない音がして目覚めたけど、毎晩その音が聞こえていたら特に気にならなくなって、目が覚めなくなったという話をよくうかがいます。このように、目新しい刺激に反応して、脳を目覚めさせているのがアセチルコリンです。

第２章でもお話しいたしました（54ページ）が、寝床に物が置いてあると、レム睡眠に差し掛かったときに、その物に無自覚に注意が向いて目が覚めやすくなります。その物が、ケータイやスマホ、本やリモコンなど、注意を向けるべき対象物であればあるほど、アセチルコリンが不必要に作用して目が覚めやすくなってしまうので、質の良い睡眠をとるには、ステップ１の「眠りに関係ない物を寝床に持ち込まないこと」が大切なのです。

●背筋を伸ばすと目が覚める「セロトニン」の作用

脳幹から大脳を覚醒させる３つ目のスイッチは、**姿勢を保つ筋肉を制御しているセロトニン**です。セロトニンは、気分を安定させる作用があることが知られていて、うつ病の治療薬としても使用されています。

皆さんは、体の力が抜けてリラックスしたときに眠くなったり、キリッと背筋を伸ばすと目が覚めたという経験があると思います。この現象に関係しているのが、重力に対して姿勢を保持する抗重力筋《こうじゅうりょくきん》です。

私たちは、目覚めて活動しているときは、常に重力に対抗して体を起こしていなければなりません。そこで、あご、お腹、モモ、ふくらはぎ、お尻、背中の筋肉を常に緊張させているのです。これらの筋肉が、抗重力筋であり、この抗重力筋を制御しているのが、セロトニンです。

●ストレッチとヨガは眠気を誘う

眠る前にストレッチやヨガを行なうと、体の余分な力が抜け、このセロトニンが適度に活動します。すると、大脳の覚醒は低下し、おだやかな気分になって自然に眠くなってくるのです。

眠気を誘うためにストレッチ（図7）を行なうときは、この抗重力筋を狙って伸ばすことが有効です。

床に座ってあぐらのように片足のひざを曲げ、もう片方の足を伸ばして前屈をすれば、モモの裏側と背中の筋肉を伸ばすことができます。

また、うつぶせになって、胸のあたりで両手をつき、そこからあごを上に突き上げ

図７　リラックスして適度な眠気が訪れるストレッチ

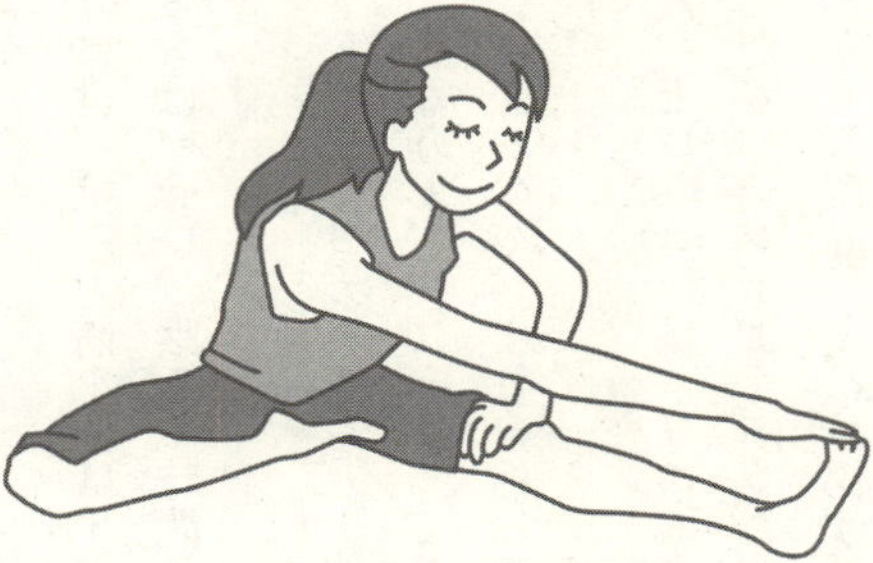

①床に座ってあぐらのように片足のひざを曲げ、もう片方の足を伸ばして前屈をする。モモの裏側と背中の筋肉を伸ばすことができる

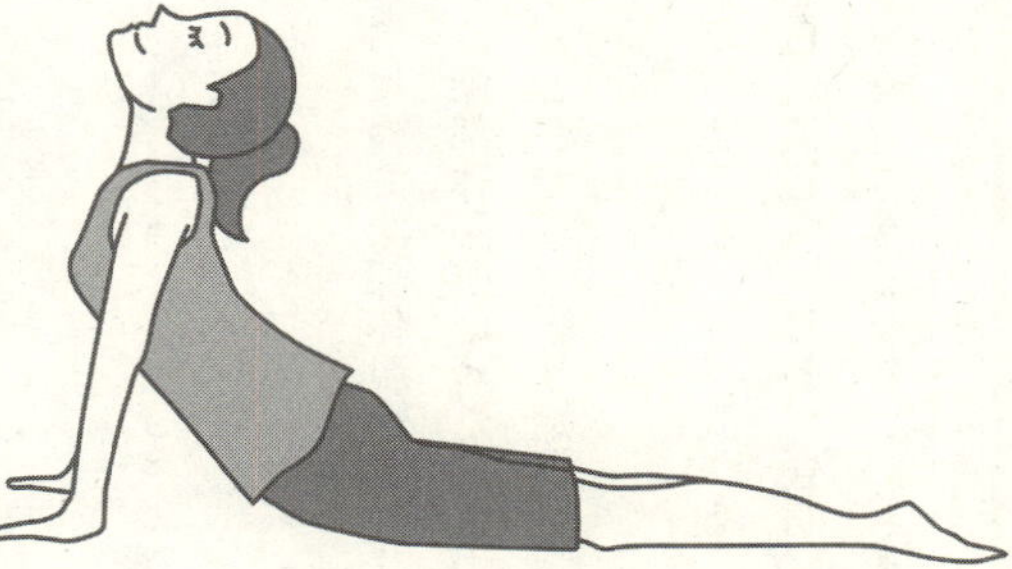

②うつぶせになって、胸のあたりで両手をつき、あごを上に突き上げるように背中をそらせる。お腹とあごの筋肉を伸ばすことができる

どちらも、眠る１時間くらい前に20秒ずつ時間をかけて行なう

るように背中をそらせれば、お腹とあごの筋肉を伸ばすことができます。

どちらもゆっくりと呼吸をしながら、20秒ずつ時間をかけて無理なく伸ばすと良いでしょう。

ヨガには、抗重力筋を伸ばすポーズが自然に含まれているので、普段から実践されている方は、ぜひ、**眠る1時間程前**に行なってみましょう。

ストレッチやヨガをすると、筋肉の伸縮によって深部体温が上がります。眠る1時間前に行なうと、夜に向かって下がっている深部体温がいったん上がり、その反動で急激に下がるので、より自然に眠気を誘うことができ、眠り始めを深くすることができます。

また、セロトニンは、リズムのある運動で増えるという特徴があります。食事をよく噛《か》んだり、テンポよく歩くことを普段から意識していると、昼間は分泌が増えて脳がしっかり覚醒し、夜は分泌が減って気分を安定させることができます。

●夜中のお菓子は睡眠を浅くする――「オレキシン」と成長ホルモン

ここからは、大脳に神経核があり、大脳を直接覚醒させるスイッチです。

オレキシンは、食欲と深く関係しています。そして、**食欲は睡眠と関係**があります。皆さんは、夜中になると特にお腹がすいていないのにお菓子を食べたくなったり、お腹がすきすぎて眠れないということがあると思います。この夜中の食事と睡眠はどのような仕組みになっているのでしょうか。

夜中になると、妙に小腹がすいて、甘いものや歯ごたえのあるものが食べたくなりませんか？　これには、オレキシンと、胃に最も多く分泌される食欲亢進《こうしん》作用があるグレリンというホルモン、そして成長ホルモンが関係しています。オレキシンの働きをみていく前に、成長ホルモンとグレリンの関係について整理しておきましょう。

成長ホルモンというと、体の回復やお肌のコンディションを整えることに重要だという認識があると思います。**成長ホルモンの分泌は、睡眠の深さによって決まります。そして、睡眠の深さは深部体温の勾配《こうばい》の強さで決まります。**

眠る前の深部体温が急勾配で低下すれば、成長ホルモンがたっぷり分泌され、体の回復やお肌のコンディションによいということです。**成長ホルモンが分泌されるピークは、眠り始めの3時間**です。眠り始めには、しっかりと深部体温を低下させて、成長ホルモンを増やしたいですね。

ところが、眠る前にお腹がすいてしまい、お菓子などを食べてしまうと、成長ホルモンの分泌が減ってしまいます。

なぜ、眠る前にお腹がすくのでしょうか。

夜中になると脳の活動は低下していきます。すると、実際にはお腹はすいていないのに、脳が勝手にエネルギー不足だと判断し、エネルギーを補充させようとして食欲亢進作用のあるグレリンを分泌させます。ここで私たちは「小腹がすいた」「なんか口さみしい」と感じるのです。

このグレリンには、成長ホルモンを増やす作用があります。これは、食事で栄養を補給したら、その栄養で体を回復させるという連動した仕組みだと考えられます。ここで何も食べずに眠ってしまえば、眠り始めにしっかり成長ホルモンが増えます。しかし、お菓子などを食べてしまうと、グレリンが減るので、成長ホルモンの分泌も減ってしまうのです。さらに、食べ物が内臓に入ってくれば、内臓が活動して温度が上がり、深部体温が下がりにくくなって、最初の睡眠が浅くなってしまいます。

●真夜中の空腹を我慢する方法

この眠る前に食べてしまうか、食べずに眠るかの分かれ道を決めるのが、睡眠の絶対量です。眠る前にお腹がすくという反応は誰にでも起こりますが、**普段から睡眠の絶対量が確保できていると、お腹がすいても我慢できることが知られています。**ステップ3で、15分でも早寝をして睡眠の絶対量を増やしておけば、眠る前に食べて睡眠が浅くなるという悪循環を断ち切ることができるのです。

では、眠る前、食べないほうがいい時間帯とは、具体的に何時頃を指すかご存じですか。「眠る3時間前には食事を終わらせたほうがいい」とよく聞きますが、**起床から14時間後**（6時起床の方は20時）が胃酸のピークです。これ以降は夜遅い食事になりますので、睡眠の技法を実施しながらできるだけ控えてみましょう。

眠る前にはできるだけ食べないように気をつけていると、今度は、お腹がすきすぎて眠れないという問題が起こることがあります。これは、先ほどの食欲を亢進させるグレリンが増えると、脳を覚醒させるオレキシンが増える仕組みがあるからです。オレキシンは、脳を覚醒させると同時に体を動かすことを促進させる作用もあるので、お腹がすいて眠れないのは、「お腹がすいたなら、食べ物を取ってこい！」という動物的な反応だと考えられます。

これを解決するためには、一時的にお腹が満たされるような作用を人工的に使ってみましょう。

どうしてもお腹がすいたときには、小さじ１杯のご飯を、口の中に甘味が広がり噛むところがなくなるまでしっかりと噛みます。

眠る前に炭水化物を食べると糖分が増えて太ってしまう、と気にされる方もいらっしゃると思います。この方法は、お腹がすいてしまったときにお菓子を食べないようにするための応急処置だと思ってください。

夜中にお菓子を食べ始めると、硬いものを噛んでいるにもかかわらずよく噛まずに飲み込み、次々と口に入れて止まらなくなってしまいます。これは、後ほどご紹介するドーパミンによるやめられなくなる作用なので、小量のご飯をよく噛むのは、お菓子に手を出す前に、脳にエネルギーを補給したと思い込ませることが狙いです。

ご飯をよく噛んでいると、糖分が吸収されやすく、一時的に食欲が満たされたような反応をつくることができます。しっかり噛むことで、セロトニンが分泌され、イライラや落ち着きがない気分が安定するので、ご飯を飲み込んだ後は、空腹感が減り、次々に食べようとは思わないはずです。

眠る前にお腹がすいてしまうのも、お腹がすきすぎて眠れなくなるのも、第2章で紹介した3つのステップがクリアできていればなくなります。ご紹介した対処方法でその場を乗り切りながら、睡眠サイクルを整え、トラブルそのものが起こらないようにしていきましょう。

●花粉症などで眠れないときの対処法――「ヒスタミン」を鎮《しず》める

最後は、**脳の覚醒を維持するヒスタミン**です。私たちが日常生活でヒスタミンの存在を意識するのは、花粉症の時期だと思います。アレルギー反応でヒスタミンが過剰になっていると、脳が覚醒してしまって眠れず、抗ヒスタミン剤を飲むと昼間にボーッと眠くなってしまうという現象です。

ヒスタミンは、大脳の中でも、前頭葉や帯状回《たいじょうかい》という、判断や段取りを立てる役割をしている部位に受容体（外界からの刺激を受け取る細胞内の構造）を多く持っているので、抗ヒスタミン剤でブロックされてしまうと、頭がボーッとして働かなくなってしまうのです。

ヒスタミンが増えて眠れないときは、大脳を直接冷やして活動を低下させましょう。耳から上の頭を冷やしていると、大脳の温度が下がり、過剰な覚醒を鎮《しず》めることができます。

また、ヒスタミンは、カフェインとも深く関係しています。

眠る前に、コーヒーやお茶を飲むと眠れないということがあると思います。通常人間の脳は、脳に溜まった睡眠物質が、抑制性のＧＡＢＡという神経を促進させ、ＧＡＢＡがヒスタミンを抑えると眠くなるという仕組みを持っています。カフェインは、睡眠物質がＧＡＢＡに作用するところをブロックするので、ヒスタミンが抑制されず、眠れなくなるのです。カフェインは、摂取してから30分程度で脳に到達し、いったん到達すると４～５時間滞在するので、夕食時以降にはカフェインの摂取を控えると良いと思います。

また、ヒスタミンが必要以上に増えると、体のかゆみも引き起こします。アレルギーがひどい時期には、コーヒーやチョコレートなどを控えて、ヒスタミンが抑制されやすくするのも、速やかに眠るための良い工夫だと思います。

●夜更かしをやめられない脳の仕組み

これまでご紹介した5つのスイッチをうまく活用すれば、不必要に目が冴《さ》えて眠れなくなってしまうことは防げます。

しかし、私たちの眠りを妨《さまた》げる物質があるのです。

明日も仕事があり早く寝たほうがいいとわかっているし、眠いはずなのに、なぜかテレビやSNSを見て眠らずに夜更かしをしてしまうということがありませんか？

私たちが無自覚に自分自身の睡眠時間を削る行動をとってしまうことには、ある物質が関係しています。その物質とは、**ドーパミン**です。

ドーパミンは、睡眠には間接的な関与しか明らかになっていませんが、睡眠に関連する私たちの行動に関しては、深い関係があります。それは**「頭では分かっているけどやめられない」**という状態をつくることです。

ドーパミンの主な役割は、期待感をつくることです。何らかの行動をしたときに、脳内にドーパミンが増えると、A10神経が活性化され、快感がつくられます。ドーパミンには、ある行動をして分泌が増えると、その行動を強化するというやっかいな特性があるので、私たちは、行動を繰りかえしてしまいます。これが何度も継続されると、実際の行動から得た快感（実報酬）よりも、**快感を期待する反応（予期報酬）のほうが強く**なっていき、行動の結果よりも、行動すること自体が目的になってしまうのです。

バーゲンセールで買い物をしているときを想像してみてください。最初は、欲しい物を探しながらじっくり選びますが、1つ2つと購入していくうちに、だんだん、お金を出して「買う」という行為自体が楽しくなってくる感じがありませんか？　この境目が、実報酬を予期報酬が上回ったサインです。この境目を越えると期待感によって気分が舞い上がってしまい、気づいたらいらない物まで買っていたり、買った物を覚えていないということが起こってしまいます。この仕組みが、眠る前になかなかテレビやSNSを見るのをやめられず、自ら睡眠時間を削ってしまう原因になっているのです。

●まず1週間のうち1日を「やめる日」に

ケータイをスマホに替えたら夜更かしになった、という話もよくうかがいます。ドーパミンによるやめられないサイクルを断ち切るには、**使えば確実に「やめられなくなる」**ということを知らなければいけません。「自分はやめられる」という思いがあると、ドーパミンの作用に気づかなくなり、振り回されてしまうのです。

これは性格ではなく、脳の作用です。気持ちで対処しようとせず、ドーパミンの作用を知って、淡々と断ち切っていきましょう。

夜中にテレビやSNSを利用するのが習慣化しているときは、それらを急にやめようとすると、離脱症状が起こります。シーンとして何も刺激がないことに、イライラして落ち着かなくなってしまうのです。ですから、これらは急にはやめないようにしてください。まずは、アルコールの休肝日のように、**1週間の中で確実に実行できる1日を「やめる日」にしてみましょう。**

ドーパミンによる行動は、続けている期間が長ければ長いほどやめにくくなるという特徴があります。つまり、間隔を空けていれば、やめたいときにやめられるということです。夜更かししてテレビを観たい日は、思う存分観たとしても、それが連続しなければ大丈夫です。週に1日からやめてみて、3日に1日、1日おきというように、こまめに「やめる日」がつくられれば、ドーパミンの依存反応は弱まり、期待感に振り回されてしまうことはなくなります。

●寝室に快眠グッズが増えていたら

このドーパミンには、もう1つ、覚えておきたい作用があります。最初は、その行動を好んで（liking）していたはずですが、それが欲求（wanting）に変わっていき、なんとしてでも実行したい、実行しないと気が済まないというように発展していく作用です。

心理学で使われる条件反射という言葉をご存知だと思います。ある行動をしたときにご褒美をもらうと、それと同じ状況に置かれるだけで同じ行動をしてしまうというものです。ここでご説明するドーパミンの作用と条件反射との違いは、条件づけの道具となった物だけが欲しくなるのではなく、それに**関係がある物もすべてを手に入れなければならないと思ってしまう**作用だということです。これはIncentive salience仮説と呼ばれています。

睡眠に関することでは、この仕組みによって、快眠グッズを買いあさってしまうことが起こるのです。

眠れない体験をしたときに、はじめはアロマを買って試してみようとしていたら、気づかないうちに、アイマスクや眠れるCDや枕や市販薬やサプリメントや青竹踏みやフットバスなどなど、眠りに関係する物は、何がなんでも手に入れなければという思いで買ってしまうという方々がいらっしゃいます。

新聞広告やテレビショッピングで、「睡眠」とか「快眠」という文字を見ると、吟味をせずに購入してしまいます。買った物は使うかというと、数日使うのみで、買ったことも使ったこともほとんど覚えていない。物ばかりが増えてしまい、結局眠れていない。これがドーパミンの作用です。

私たちは、日常的にこの作用を体験しています。新しい物を買ってみたら、それを使うことよりも、それに関連した物の広告が目に入り、さらに買いたくなる。そんな経験はありませんか？

寝室に快眠グッズが増えてしまったら、ステップ1に従って、まずは、眠ることに確実に役立っていない物を寝室から出します。寝室に置いてある物を紙に書き出してみるのも良いと思います。文字にしてみると、「何でこんな物が寝室に置いてあるんだろう?」と冷静に判断することができます。

寝室にある物を一気に排除してしまうと不安になって眠れなくなることがあるので、まずは1つ。確実に役に立っていない物を1つ排除したら、それで2週間過ごしましょう。特に眠りに変化がなければまた1つ排除する。このようにして、脳に「それがなくても眠れる」という記憶をつくっていくことが大切です。

耳から上の頭を冷やすなど、深部体温を下げる行為と併用して、寝室の物を排除していくと、うまく記憶を書き換えることができます。焦らずに、淡々と実行していきましょう。

第4章

ビジネスパーソンにとって怖いのは不眠より睡眠不足

「集中力低下」「疲れやすい」「怒りっぽい」が
3カ月続いたら

●取り返しがつかなくなる前に

しっかり寝ないと体調を崩し、仕事もはかどらない……と理解している一方で、「忙しければ睡眠不足は仕方がない」「削った睡眠時間が多いほど頑張っていることの証明になる」という風潮が、いまだ働く現場には根強く残っています。

「短時間睡眠の人は優秀」「長時間睡眠の人はのんき」というような漠然としたイメージを持っている人も多く、日本社会は、「寝る間を惜しんで働くことを良しとする」常識にいまだ縛られています。

しかし、睡眠不足を侮《あなど》っていると、取り返しのつかないような大きな病気に発展することがあります。詳しくは後述しますが、生活習慣病との関係はもとより、精神疾患、脳への影響も指摘されています。また、10年、20年後の健康被害との関係も近年指摘されています。つまり、現在のコンディションだけでなく、将来のリスクを避けるためにも、睡眠サイクルは1日でも早く整えたほうがいいのです。

睡眠の大切さは実感しているのに、短時間睡眠を良しとする――このようなギャップが起こるのは、睡眠不足の状態を続けるとどうなるのかが、イマイチはっきり分かっていないことが原因だと思います。

この章では、私が臨床で経験した中で、睡眠不足を放置していたことがきっかけで、重度の脳障害を負うことになってしまった方々をご紹介しながら、脳にとって睡眠がなぜ重要かという基本的な理解を深めていきたいと思います。

●なぜ彼は「たかが風邪」から重度の記憶障害になったのか？

まずは、私の過去の臨床場面をみていきたいと思います。こちらは、日常よくしていた患者さんとの会話です。

「初めまして。作業療法士の菅原《すがわら》です」。患者Aさんの病室へ行って初対面の挨拶《あいさつ》をすると、Aさんはにこやかにこちらを向き、じーっと私の顔を観察された後、「はい」と答えてくださいました。

Aさんの名前を呼び、「今日から、Aさんが退院してまた生活していけるようにお手伝いさせていただきます」とご説明すると、「そうですか。よろしくお願いします」と言われ、終始にこやかで、世間話をしながら一緒に訓練室へと行きました。

「今は入院されていますが、これからまたご自宅で生活していくために、必要なことを一緒に練習していきたいと思います」と私が説明をすると、ピタッと表情がなくなり、黙ってじーっと動かなくなりました。

その日は、何もせずに病室へ帰り、翌日にまた病室へ伺って挨拶をすると、Aさんは前日の出来事をすっかり忘れてしまい、じーっと私の顔を観察されているので、「作業療法士の菅原です。今日はAさんの話を聞かせていただこうと思ってきました」と言うと、にこやかに「そうですか。よろしくお願いします」と答えました。

Aさんとの会話は数日間このような感じでした。

当時私は、手足は動くし、会話もできるにもかかわらず、記憶が障害されてしまう方々（高次脳機能障害《こうじのうきのうしょうがい》と呼ばれます）のリハビリテーションに従事していました。こちらのAさんは、世間話や自分の身の回りのことはたいてい問題なくできるのですが、出来事の記憶を忘れてしまうという状態でした。私の役割は、Aさんのできることを発見し、その能力を使ってできないことをどうやってカバーするかを考え、日常生活を送れるように実践的な能力をつくっていくことです。

Aさんは、どうしてこのような事態に陥《おちい》ってしまったのでしょうか。もともとは大手企業の管理職。いわゆる仕事人間で、朝、家を出て夜中に帰ってくるという生活だったようです。帰宅後も仕事をすることがあり、睡眠時間は極端に短かったということでした。

ある日、風邪をひきましたが、そのまま休むことなく出勤し仕事を続けました。そのまま1週間ほど経った日に、高熱が出て病院へ運ばれました。脳炎と診断がつき、気づいたときには、奥様の顔は分かっても名前が分からず、入院する前の生活の記憶を失っていました。

私は、Aさんのように、第一線でバリバリ働き、今まで特に大きな病気をしたこともなかったのに、忙しい生活の中で風邪をこじらせて脳炎になるという経緯の方々に何人も遭遇しました。

その方々に共通していたのは、睡眠時間が短かったことですが、慢性的な睡眠不足は、ほとんどの働く人たちに見られることです。当時私は、何とかして、睡眠不足による免疫力の低下で風邪をひき、風邪をこじらせて高熱が出て脳炎になり、重度の脳障害を負ってしまうという流れを止めなければならないと思い、それを実行するための方法を考えていました。

●脳の治療に欠かせない「睡眠」の質

患者さんたちが重度の脳の障害を負う要因の1つに、睡眠不足があったわけですが、障害を負ってしまった脳を回復させるためにも重要なのも睡眠でした。

従来は、睡眠中は脳も休んでいて機能的なことは何もしていないと考えられていました。そのため、脳の治療でも、昼間にどのような治療をすることが有効なのか、ということだけが議論の対象になっていました。しかし現在は、睡眠中に脳が回復していることが明らかになり、**脳を回復させるために睡眠を活用する**という考え方が出てきています。

一般的に、リハビリテーションといえば、もっぱら平行棒の間を歩いているようなイメージをお持ちだと思いますが、臨床現場で実際に行なわれていることはずいぶんと違います。患者さんが歩いていたら、歩く練習をしているように見えるかもしれませんが、治療者は、動かない足を治しているのではなく、**足を動かす脳を治しています**。脳は、当然直接見ることができませんので、リハビリテーションとは、患者さんの動作を観察して分析することから、脳の中の働きを推測していく作業です。

私が精神科で臨床をスタートしたときに、先輩から「患者さんは24時間で診《み》なさい」と教わりました。病院で治療をしていると、自分が見ている場面が、患者さんのすべてだと思ってしまいがちですが、治療時間が終わって別れた瞬間から、その方はどんな場所へ行き、どんな人と会って、何をしているのか、それをイメージできなければ、病院でやるべきことは見えてこない、という意味だったのだと思います。

この言葉は私の中でその後の考え方の基準になりました。

リハビリテーションは、患者さんが生活の中で、どんな情報を脳に入れて、どんな行動として表現するのかを推測して、その患者さんが達成したい課題がうまくできるために必要な能力を治療時間内でつくり上げるという仕事です。

治療時間でつくられた脳の働きは、その後、人に会ったり何かの行為をしたときに、実際の場面で使われて初めて脳内に定着し、そのときに脳は大きく成長します。つまり、脳を効果的に治療するには、治療していない時間に患者さんの脳に何が起こっているのかを見抜くことが重要なのです。そして私は、**治療時間外の中で、最も注目すべき生理現象が睡眠**だと考えました。

現在では、脳の血管が破裂してマヒしてしまった体の治療をする場合に、治療後に睡眠をとったほうが、睡眠をとらないよりも、体の回復が促進することが明らかになっています。治療時間に体が新しい動きを覚えると、その動きは、睡眠中に脳内で何度も反復練習されて定着し、目覚めたときは、眠る前に比べて動作の精度が高くなるのです。

このような、障害を受けた脳が回復する過程から得られたことを、私たちの日常生活に置き換えてみると、自分が成長したり、仕事が上達していくためには、何が重要なのかが分かってきます。**何かを学習した後に、しっかり睡眠をとることは、昼間の学習を成就《じょうじゅ》させ、私たちを成長させるために欠かせないことなのです。**

●脳はダメージを受けたときに成長する

「リハビリテーションはリスクだ」という言葉があります。歩けなくなったからといって、安全を最優先にして寝てばかりいては、一向に歩けるようにはならない。体を起こすリスクを冒さなければ、脳と体の成長はあり得ないという意味です。

いつまでも病気知らずで、健康でいたいと思われる方が多いですが、患者さんの中には、病気になったことで気づいたことやできるようになったことがある、という方もいらっしゃいます。

病気や事故で脳が損傷されるということは、非常に悲しい出来事ですが、リハビリテーションの立場からすると、損傷された直後が、脳を回復させる絶好のチャンスでもあります。植物など、生物はみんな同じだと思いますが、傷つくことによって、それを再生しようとする生命力が高まります。人間でも同じような作用が起こります。左右の脳の一方が損傷されると、もう一方の脳が、今まで働いていなかった部分も働かせて、損傷された脳が担っていた役割を代行するのです。

眠れないという現象もこれに似ています。試験の前日や、仕事でミスをした日など、一時的に眠れないことは誰しも経験されると思います。この、今まで経験しなかった事態に直面したときが、より高い質の睡眠を生み出すためのチャンスなのです。脳は、いつもの睡眠パターンを崩されたことで、必死にリズムを再構築します。そのエネルギーに便乗して、第2章で紹介した、より睡眠の質を高める3つのステップを実行すれば、その記憶の痕跡が習慣となり、良い睡眠のサイクルがつくられていくはずです。

●本当に怖いのは不眠より睡眠不足

睡眠は、自分自身を成長させる、とても重要なツールです。しかし、頭では睡眠の重要性が理解できても、忙しければ睡眠不足になるのは仕方がないと思われる方も多いでしょう。睡眠不足自体は病気ではないので、どうしても防がなければならないことだという意識はあまりないと思います。

そこで、今度は、不眠症と睡眠不足の違いを整理していきたいと思います。

皆さんは、不眠症という言葉を聞くと、寝つきが悪い人という印象を持たれると思います。では、睡眠不足という言葉はどうでしょうか？　こちらは日常的に見られる現象で、特別なことではない感じがします。

次の表（図8）は、不眠症と睡眠不足の違いが示されたものです。

不眠症は、睡眠の質も量も不足した状態ですが、睡眠不足は単純に量の不足です。

不眠症のほうは、夜眠れないことが問題ですが、睡眠不足のほうは、日中の眠気が問題です。

不眠症は、眠りたいなという欲求が起こらなくなってしまいます。それに対して睡眠不足は、常に眠りたいと思っています。

そして、不眠症になると、正常な睡眠に戻る力が失われてしまうので、たっぷり休養を与えられても眠ることができなくなってしまいます。それに対して、睡眠不足では、休養を与えられればたっぷり眠ることができます。

不眠症と比較すると、睡眠不足は、何も問題ないように思えますね。

しかし、**予防的な観点では、不眠症よりも睡眠不足のほうが怖い**という見方もあります。睡眠不足がうつ病などの精神疾患に発展することがありますが、不眠症に比べて本人に改善の動機を持っていただきにくいからです。

図8　不眠症と睡眠不足の違い

	不眠症	睡眠不足
睡眠の量と質	量も質も不足	量が不足
困っていること	夜間の不眠	日中の眠気
眠りたいという欲求	減少	正常
正常な睡眠に戻る力	欠如	正常

予防的な観点では、不眠症よりも睡眠不足のほうが怖いという見方もある

睡眠の障害は、睡眠障害国際分類第2版（ICSD－2）では全部で96種類もあります。その中で、睡眠不足が該当するものに**「行動誘発性睡眠不足症候群」**というものがあります。私は診断をする立場にはありませんが、睡眠不足の段階で、睡眠を改善する動機を見つけるために、この診断基準をみてみましょう。

この診断基準に挙げられているのは、次の3つです。

①日中に強い眠気があること
②平日より土日のほうが長く眠ること
③8分未満で眠りにつくこと

「行動誘発性睡眠不足症候群」はこれら

3項目が最低3カ月継続されていて、集中力の低下や疲れやすさ、怒りっぽさが見られる状態です。

①は、起床から4時間後に眠気があったら睡眠が足りていないサインだとお話しいたしました。②は、いわゆる週末の寝だめです。寝だめ欲求が起こるということは、平日の睡眠が不足しているということです。①と②は、睡眠不足のサインとしてイメージしやすいですね。

それでは、③は何が良くないのでしょうか。先ほど第2章で、通常人間は横になってから10分程度で睡眠に入る構造になっているとお話しいたしました。じつは、あまりにも早く睡眠に入るのは、慢性的な睡眠不足の兆候なのです。

「枕に頭がついたら数秒で眠れる」というのは、自慢話のようですが、あまり良いことではありません。あまりにも早く睡眠に入るということは、慢性的に眠いにもかかわらず、常に無理やり脳を覚醒している状態なのです。いつもギリギリで覚醒しているので、刺激が途絶えた瞬間にスッと眠ってしまうのです。

●眠りに困ったことのない人ほど眠れなくなる

さて、この行動誘発性睡眠不足症候群には、次のような特徴があります。

「意図的でないにしても自発的に断眠する」

断眠とは睡眠時間を削ることとです。「よし！　今日から眠らないようにするぞ！」と思っているわけではないし、眠ろうとすると誰かに起こされて邪魔をされるわけでもない。それにもかかわらず、**なぜか無自覚に自ら睡眠時間を削ってしまう**ということです。

このような状態は、前の章のドーパミンの作用でご紹介しました。夜更かしが続いてしまっているときは、別に好きで夜更かししているわけではなく、気づいたらいつも夜中になってしまうという感じだと思います。自分ではまったく無自覚ですが、何らかのことをして、自らの睡眠時間を削ってしまっているのです。

この行動誘発性睡眠不足症候群は、**慢性的に経過すると、うつ症状や不安症状など**

に発展していくことがあります。そうすると、**不眠症を併発**します。この段階になって、「あれ？　眠れないかもしれない」と異変に気づくのです。

睡眠不足だったときは、忙しくて眠る暇がないだけだったので、休日など時間があるときには好きなだけ眠れます。しかし、**いったん不眠症になってしまいますと、正常な睡眠に戻る力が欠如しているので、いざ休養が与えられても眠れません。**眠いという感じも起こりにくくなりますし、長い期間休んでもなかなか睡眠のリズムが回復しなくなってしまうのです。

不眠症に発展する方の中で、特に大変なのが、それまで眠りにまったく困ったことがない方です。もともと眠れない経験がある方は、眠れないときにどんな状態になるのかを知っていますので、半分あきらめたような気持ちになることが多いです。しかし、まったく眠りに困っていなかった方が急に眠れなくなると、「私が眠れないはずがない！」と焦《あせ》ってしまい、この焦りがさらに脳を覚醒させて眠りにくくなる悪循環に陥ってしまうのです。

●20代の眠りの質が40代のうつを招くというデータ

ここで、皆さんに知っておいていただきたい研究があります。

これは、１９９７年に掲載された論文で、１０００人以上の22歳の人を43年間追跡したという非常に大規模な研究です。

22歳の時点で、睡眠に何らかの問題を抱えていた方々と、睡眠の問題がなかった方々で、うつ病になってしまうリスクが比較されました。その結果、睡眠に何らかの問題があった方々は、問題がなかった方々に比べて、**追跡開始から18年後の40歳をむかえたときに2倍の率でうつ病発症者が増加し、それ以降、どんどん差が開いていました**（図9）。

うつ病というと、中高年の問題だととらえられがちですが、10年以上も前の時点から潜伏期間を経て発症しているように見てとれます。このことから、どうやら、**睡眠の質が低下したことによる弊害は、数年後〜数十年後に現われてくる**ということが知られてきました。

じつは私自身は、20代の頃は睡眠の質が非常に悪かったので、この結果を見ると、もう手遅れだという気持ちになってしまいそうですが、これは1つの研究結果なので、「20代で眠れていないと40歳でうつ病になる」と、すべて断定的に考える必要はありません。

ただ、どの年代から睡眠の技法を実践しても良いのですが、できるだけ早い段階で取り組めるほうが良いということです。

●「世界的に睡眠の質が悪い」と言われる日本で起こっていること

多くの方々は、10代、20代の頃は、いくらでも眠れたのではないでしょうか。

睡眠はよく、お金にたとえられます。お金をたくさん持っているときは、お金をあまり大切にせず、無駄な浪費をするものですが、お金がなくなると、節約などさまざ

図9　うつ病のリスク――20代の不眠の弊害は40代に現われた

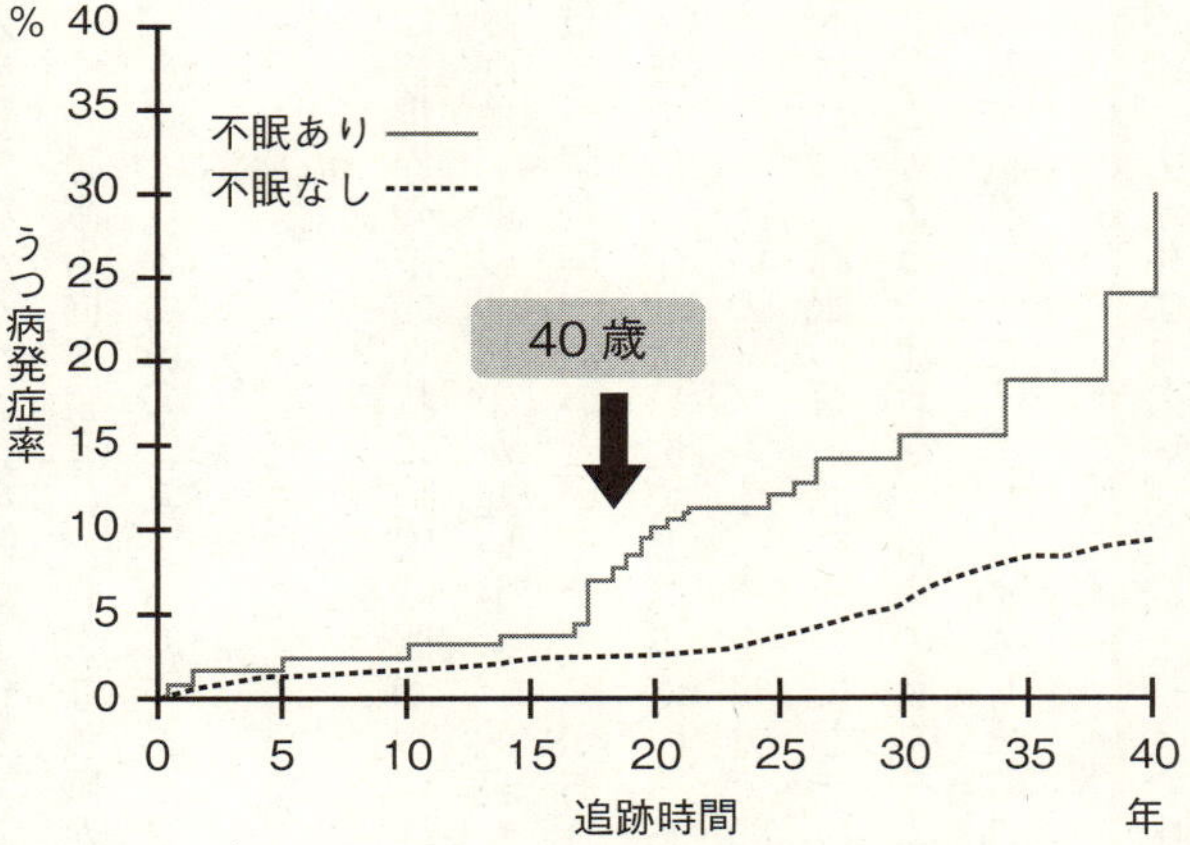

Patricia P. et al, Am J Epidemiol（146）1997より一部改変

睡眠の質の低下がもたらす弊害は、数年後〜数十年後に現われる

22歳の時点で、睡眠に何らかの問題を抱えていた人と、睡眠の問題がなかった人で、うつ病罹患リスクを比較。18年後、40歳をむかえたときに2倍の率でうつ病発症者が増加し、それ以降、どんどん差が開いていった

まな努力をしてなんとかお金を貯めようとするので、お金のありがたみが身にしみて分かります。睡眠も同じように、良質な睡眠がとれる10代、20代の頃は、睡眠を大事にせず、意味もなく徹夜をしたり、だらだらと質の悪い睡眠を続けてしまいがちです。

日本は、世界の中でも特に睡眠時間が短い群に入り、その日本の各年代の中でも大学生の睡眠は、就寝と起床が遅い上に、就寝から入眠と目覚めから起床までの時間が長く、最も睡眠効率が低いというデータがあります。

高校生までは、学校と家庭でリズムがつくられていますが、大学生になって一人暮らしをすると、生活のリズムすべてを自分でつくらなければなりません。眠り方を習っていなければ、睡眠の質が悪くなってしまうのは、無理もありません。

しかし、このような流れが、将来の日本を支える人たちがうつ病になる危険性を高めているので、何としても食い止めたいところです。

もちろん、大学生より若い、受験を控えた中高生、小学生も睡眠の技法を知っておく必要がありますし、乳幼児の場合は親が、睡眠を整えてあげなければいけません。とにかく、若い段階で知っておくことが大切なのです。

●産後うつを防いでスムーズな職場復帰を

仕事とうつ病に関して言えば、産後うつによって女性の職場復帰が難しくなってしまう問題もあります。

妊娠期には、睡眠が変化して寝つきが悪くなったり途中で目覚めやすくなったりするのですが、この妊娠期間中の睡眠が乱れるほど、出産後に赤ちゃんに対して愛着が湧《わ》きにくくなってしまうということが研究によって明らかにされています。赤ちゃんへの愛着が湧きにくいと、おむつ交換などの育児に必要な技術が習得しにくくなってしまいます。

出産後は、赤ちゃんに頻繁《ひんぱん》に起こされるので、お母さんの睡眠サイクルは乱れます。赤ちゃんへの愛着が湧きにくい状態では、夜中に起こされるたびに時間を要し、お母さん自身がひどい睡眠不足になり、産後のうつのリスクが高まります。妊娠中に睡眠を整える技法が身についていれば、夜中に起こされてもおむつ交換などを手際よく行ない、なんとか睡眠を確保することができます。

このような考えから、私は、妊娠期のお母さんの睡眠をケアする「はたらくプレママの睡眠セルフケア」(http://babyatheart.com/item/298) というＤＶＤと睡眠が記録できる「neru note (ネルノート)」をセットにした商品を監修しています。こちらは、社員の福利厚生という視点で、女性の速やかな職場復帰を目指す企業から注目をいただいています。

ライフスタイルが大きく変化するタイミングを、しなやかに乗り越えるために、第2章で紹介した3つのステップによる睡眠の技法を活用していきましょう。

第5章

ちょっとした習慣で病気や不調を防ぐ

「がん」も「糖尿病」もその眠り方が招く

この章では、生活に支障をきたす大きな病気から、日常的に自覚するちょっとした体調不良まで、睡眠との関連をみていきながら、病気になる前に手を打つことができる睡眠の工夫について、考えていきましょう。

五大生活習慣病と睡眠

20世紀までは、医学的に「たとえ眠れないことがあっても、命に危険があるほどの問題ではない」という考え方が多くみられました。眠れないと精神疾患やそれによる命の危険はあるにせよ、眠れないことが身体疾患を引き起こすという認識を多くの人は持っていなかったのです。しかし現在は、睡眠不足と五大生活習慣病（脳血管疾患・心疾患・糖尿病・がん・精神疾患）が密接に関係していることが明らかになり、**「眠らないと睡眠障害以外の病気にかかって命に危険がある」**という認識がスタンダードになっています。第4章では、睡眠がしっかりとれていないと、数年後のうつ病のリスクが高くなることをご紹介いたしました。ここでは、身体疾患と睡眠の関係についてみていきましょう。

●がんを防ぐ——電気をつけっぱなしで眠らない

疲れきっていて、電気をつけたまま眠ってしまったということがありませんか？この電気をつけたまま眠るという行為は、じつは恐ろしい行為です。

がんの予防と聞くと、まず食事と運動が思い浮かぶと思います。しかし、1990年代あたりから、運動習慣がない人や食事に偏《かたよ》りがある人だけでなく、交代勤務者や客室乗務員の方々など、**暗くなるはずの時間に明るいところで働いている方に、がんの発症率が高まってしまう**ことが明らかになってきました。これは、睡眠中に分泌されるメラトニンというホルモンが光によって抑制されてしまうことが原因であると考えられています。

第2章でもお話ししたように（75ページ）、メラトニンの分泌は光によって決まります。網膜から光を受けると分泌が減り、暗くなるほど増えます。昼光色という青白い蛍光灯を使ったシーリングライトで、部屋全体を明るくしたリビングでは、そこで3時間ほど過ごすと、分泌されるはずのメラトニンは50％まで減ってしまいます。

メラトニンには、抗酸化作用といって活性酸素を除去して酸化を防ぐ作用があります。この作用はビタミンCやビタミンEにもあり、これらの物質は健康に良いという認識を持っている方も多いと思います。メラトニンの作用がこれらのビタミンと違うのは、分子を除去する連続反応であり、**あらゆる分子に対して酸化による損傷を吸収できる、最も強力な作用を持っている**ことです。

電気をつけたまま眠ってしまったときには、朝起きたらどっと疲れが出てしまったのではないでしょうか。これは、電気をつけていたことでメラトニンの分泌が減り、活性酸素によるダメージを吸収しきれなかった結果です。その日の疲れだけならまだしも、将来見つかるがんを育てているのかも、と想像すると恐ろしくなりますね。

夜、お過ごしになる部屋はなるべく落ち着いた光の電球色にして不必要な照明は消し、寝室もできるだけ真っ暗にしておきましょう。

●電気を消すと眠れない人は、入浴後にレッグウォーマーを

電気を消してしまうと眠れないという方もいらっしゃると思います。人間の目は、すぐに明るさに慣れます。明るい中で眠ることに慣れてしまっている人が、いきなり真っ暗にすると、ものすごく暗く感じて不安になってしまいます。

そんなときは、照明を壁に当てて間接照明にしたり、２本ある蛍光灯を１本にするなど、徐々に光を弱くして暗さに目を慣らしていきましょう。また、光は網膜から脳に到達するので、上から照らさずに、頭より下のところに照明を置くようにすると影響を少なくすることもできます。いったん暗い環境に慣れれば、暗い環境でも眠ることができるようになるはずです。

また、人間は深部体温が急激に下がると眠くなるので、この作用を使って、電気をつけて眠る習慣から抜け出す方法もあります。

深部体温を急激に下げるには、足首を温めることが効果的です。足首が温まると足の裏に汗をかきます。この汗が空気に触れて蒸発すると、気化熱が生まれ、血液の温度が下がります。温度が下がった血液が内臓を巡ると深部体温が下がり眠くなるという仕組みです。

入浴後に、レッグウォーマーや先を切った靴下で足首を保温すると、その1時間後あたりに強い眠気がきます。眠くなったところで、そのまま寝床に入るか、暑い方はレッグウォーマーを脱いで眠ります。


この方法を、電気をつけて眠る習慣のまま2週間継続します。すると、電気をつけていると眠れるという記憶より、深部体温が下がって眠ったという記憶が脳に刻まれます。

2週間後にレッグウォーマーによる保温を続けながら電気を消してみましょう。これで眠れたら、電気をつけないと眠れないという記憶は消去され、この習慣から抜け出すことができます。

●糖尿病を防ぐ——起床時間をそろえる

1999年に、医学雑誌で睡眠時間を削《けず》ると糖尿病リスクが高くなることが発表されました。それ以来、世界中で追跡研究がなされ、現在では、**健康な成人でも睡眠時間を削っただけで、インシュリンが減り、血糖値が上昇する**ことが明らかになっています。

第2章で、私たちには、朝、起きられる体をつくるために、血圧や血糖値を高めるコルチゾールという物質が分泌されているというお話をいたしました（58ページ）。

睡眠時間が削られると、体を起こすためにかかる負担が大きくなるので、一時的にコルチゾールが急激に増加する反応が起こります。この**コルチゾールは、インシュリンを低下させる**ので、睡眠不足で無理やり朝起きるような生活をしていると、毎朝コルチゾールが急激に増えてしまい、必然的にインシュリンが減って血糖値が高くなるのです。

また、**インシュリンが減ると、強い抗酸化作用を持つメラトニンも減ってしまい、睡眠の質が悪くなります。**

このような作用によって、単なる睡眠不足だったものが、時間に余裕があっても眠れない不眠に発展していってしまうのです。**糖尿病には不眠が合併することが多いの**ですが、それには、このようなメカニズムが関係しています（図10）。

もう1つおさえておきたいのは、レプチンという満腹感をつくるホルモンです。**睡眠が不足すると、このレプチンが減ってしまいます。**レプチンは、インシュリンの働きを補助する役割があるので、慢性的な睡眠不足でレプチンが減り続けてしまうと、インシュリン抵抗性（同じ量のインシュリンでは同じ効果が出なくなってしまう）と呼ばれる状態に陥《おちい》ってしまいます。これによって、すでに糖尿病を患っていらっしゃる方の症状は悪化してしまいます。糖尿病の方が、睡眠がしっかりとれていないと、手の感覚が鈍くなったり、むくみがひどくなることがありますが、これがそのメカニ

図10　糖尿病者の40%以上が睡眠障害

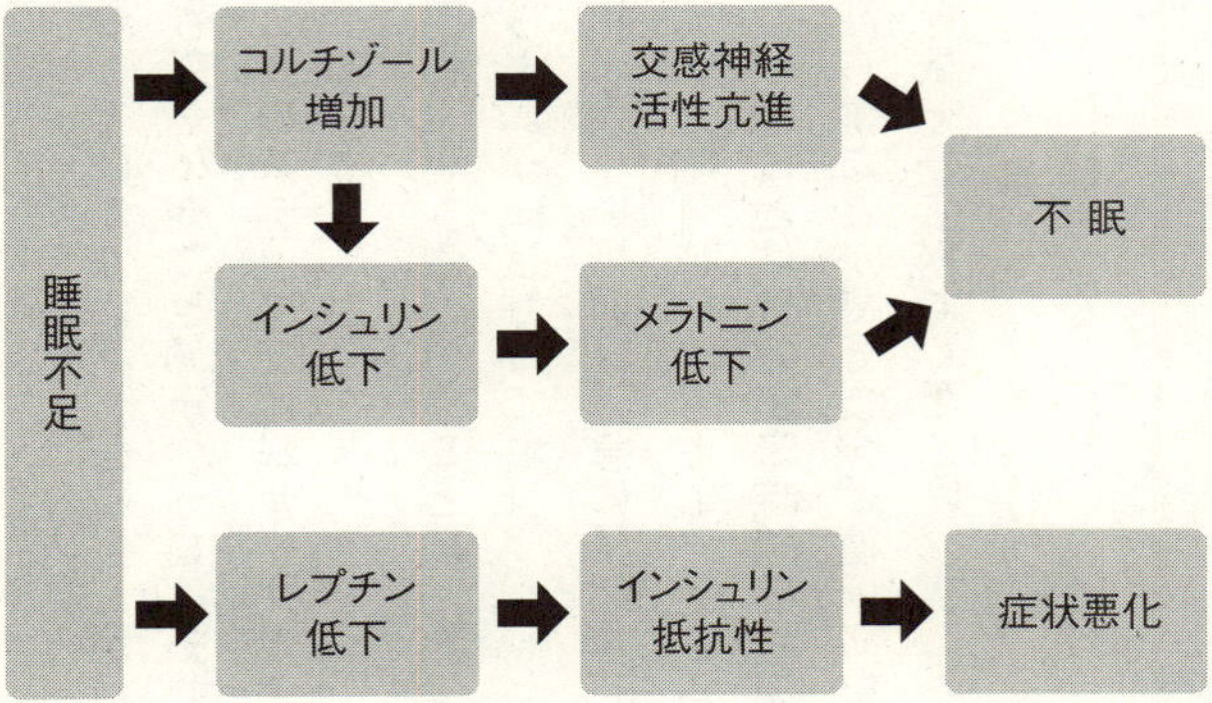

糖尿病者には、不眠の合併が多く糖尿病者の40%以上に睡眠障害が見られる。健康な成人でも、睡眠時間を削っただけで、インシュリンが減り、血糖値が上昇することが明らかになっている

ズムです。

悪くなることばかりお話ししましたが、**睡眠がしっかりとれるようになると、糖尿病の症状も良くなることが**分かっています。インシュリンによる治療を促進させるためにも、3つのステップで睡眠サイクルを整えましょう。

私たちが朝、起きるということは、体にとってはかなり負担なので、なるべくこの負担を減らすようにしたいですね。

最も負担が大きい場面は、**急に早起きをしたとき**です。週末の朝にゆっくり起きてから、翌週の月曜日にいつもどおり起きるという行為が、体にとっては急な早起きに当たります。**平日と休日の起床時間を前後1時間程度に納める**ことができれば、かなり負担を減らすことができます。糖尿病を患っていたり、リスクが指摘されている方は、特に意識をしてみてください。

●心臓病を防ぐ——朝、温かい飲み物で深部体温を上げる

朝の光を浴びて、気持ちよくランニングする姿には、憧《あこが》れてしまいます。朝に運動することは、本当に心地よいですが、仕事や家庭が忙しくなり、そんなキラキラした姿から遠のいてしまうと、今の生活に後ろめたさを感じてしまうこともあるかもしれません。

あるとき一大決心をして、「よし！　朝のランニングを始めよう！」と早起きをし、いざ走り出すとお腹《なか》が痛くなり動悸《どうき》が激しくなってしまった。そんなお話をうかがうことがあります。

私たちは、生活習慣をガラッと変えて憧れの生活を手に入れたくなってしまうものですが、生活を一変させようと頭で考えただけで行動を起こすと、体とのギャップに苦しんでしまうことがあります。朝ランニングをするなど、何らかのチャレンジをするときには、体の準備も整えておきましょう。

私たちの血圧には、モーニングサージという現象があります。早朝に心臓の収縮力が高まり、急激な血圧の上昇が起こるというものです。このときは血液の粘り気が強いので、血管がつまったり、破裂しやすくなってしまいます。**朝の8〜10時までは、**心筋梗塞《こうそく》や脳卒中の発症が最も多いことが知られています。

私たちには、スッキリした朝をむかえてハツラツと活動できるのが理想だというイメージがありますが、体にとって朝は、活動モードに切り替わるための大きな山場だということです。この山場をソフトに乗り越えることが、1日を気持ちよくスタートさせるために重要です。

心臓をはじめとした内臓器官は、温度の上昇に伴って活発になっていきます。朝は、内臓の温度である深部体温が最低になったところから、徐々に上がり始めている段階です。この段階で起床し、体の活動量が急に増えるので、この変化に合わせるために血圧を急激に高めるモーニングサージが起こるとも考えられます。

深部体温は、朝しっかり上がると最高体温になる夕方のピークが高くなり、1日が活発に過ごせます。夕方の深部体温ピークが高ければ、夜に向かって急激に下がるので、自然に眠くなり、ぐっすりと深い眠りをつくることができます。つまり、体に過度の負担をかけずに**朝の深部体温を上げることは、夜ぐっすり眠るために重要**なのです。

朝をソフトに、でも元気よくスタートさせるために、この**深部体温が上がろうとしているリズムをサポートしてあげましょう。**

起床したらまず、温かい飲み物を飲むと、内臓を直接温めることができます。気温が高い日などは、起きたらすぐにつめたい飲み物を飲むと、頭がシャキッとして目が覚める感じがしますが、体にとっては負担です。無用な負担をかけて脳を目覚めさせるよりは、体がつくっているリズムを強調すれば、その日の朝だけでなく、長期的にパフォーマンスを高めていくことができます。朝のランニングを実施されるときは、ぜひ、家を出る前に温かい飲み物を飲んで、深部体温を上げてください。

●脳卒中を防ぐ——夜遅い食事を避ける

脳血管に血の塊がつまる血栓《けっせん》や他の物質がつまる塞栓《そくせん》が引き起こす脳梗塞や、血管が破裂してしまう脳出血などは総称して脳卒中、または脳血管障害と呼ばれています。心臓病のところでお話しした血圧のモーニングサージによって、脳卒中もやはり**朝8〜10時**までに発症する例が多く見られています。ここでは、血管のトラブルに関係する他の要因をみてみましょう。

夜遅くに食事をとると、睡眠の質が悪くなってしまいます。遅い食事とは前述したように（106ページ）**起床から14時間後（6時起床の方は20時）以降**を指します。ぐっすりと質の良い睡眠をとるには、深部体温がしっかり下がることが大切だということは、お話ししてきたとおりです。ところが、食事をとって内臓に食べ物が入ると、内臓が働き温度が上がってしまい、その結果、深い睡眠がつくられなくなってしまうのです。

夜遅い食事による弊害はこれだけではありません。皆さんは健康診断などで、中性脂肪（トリグリセリド）が溜まり、血中のコレステロールが沈着すると血管がつまりやすくなってしまうという話を聞いたことがあるのではないでしょうか。

このリスクの原因である中性脂肪は、食事をとることで増えますが、同じ食事でも日中より夜の食事のほうが増えることが知られています。**夜遅くに食事をとることは、消化に悪いだけでなく、血液の循環にも影響を及ぼすのです。**

しかし、分かっていても止められないのが夜中の食事です。夜中に仕事をしながらチョコレートを食べ続けたり、お酒を飲んだ後のシメのラーメンを食べるのが、至福の時間である方もいて、それ自体が生活文化のようになっています。

ここで、知っておいていただきたいのが、私たちは、この夜中の食事自体が、好きだと思っているのですが、じつは、ある脳の作用で食事をとらされていて、後付けで好きだと思い込んでいるということです。これは、脳のドーパミンがつくる作用の１つで、なかなか夜更かしをやめられない仕組みと同じです。

体の不調と睡眠

「なんとなく調子が悪い」

「朝起きると気持ちが悪い」

　こんなふうに体調の不調を感じていながらも、仕方がないと我慢して過ごされている方も多いと思います。ここからは、日常の体調不良を睡眠の技法で改善する方法をお話ししていきたいと思います。

●月経前症候群――月経前の悪い習慣を月経後まで持ち越さない

　女性は男性より1.5〜2倍、不眠になりやすいことが知られています。これには、筋肉量が少ないことと、月経周期が関係しています。

熱産生器官である筋肉がたくさんあると、深部体温リズムのメリハリがつきやすいので、昼間に活動的になり、夜はぐっすり眠るリズムがつくられやすいです。女性は男性に比べてもともと筋肉の量が少ないので、深部体温が調整しにくい傾向があります。体温の調節に特に有効な筋肉は、背中とお尻の筋肉です。**夕方に、しっかりとお尻を締めて背筋を伸ばすことを意識する**だけでも、体温が上がり、夜は自然な眠気が訪れやすくなります。

月経周期では、月経から排卵までは卵胞《らんぽう》ホルモンのエストロゲンが増加して、排卵から月経までは黄体《おうたい》ホルモンのプロゲステロンが増加します。このプロゲステロンには、深部体温を上昇させて黄体形成を促進させる役割があります。基礎体温は、排卵前は低く、排卵から月経までが高くなります。基礎体温が高いと、全体の体温が底上げされるので、夜になっても深部体温が下がりにくくなり、その結果、眠りが浅くなってしまいます。月経前には、睡眠が浅く、その代わりに日中にひどく眠くなる方も多いのではないでしょうか。

ここまでは生理現象なので、仕方がない部分でもありますが、注意していただきたいのはここからです。

日中の眠気がひどいので何とか対処しようとして、体温が高いはずの夕方に居眠りをしてしまうと、体温が十分上がらないせいで夜の体温の下がりが悪くなり、寝つきが悪くなってしまいます。この寝つけないときに、テレビをつけたり、メールをしたり、お菓子を食べるなどの行動をとってしまうことはありませんか?

これらの行動は、寝つきが悪いからそれを紛《まぎ》らわすために始めたものですが、知らないうちに習慣化されてしまい、テレビをつけていないと眠れない、などという誤った記憶がつくられてしまうことがあります。

こうなると、よく眠れるはずの月経後にも誤った習慣によって自ら睡眠の質を下げてしまうのです。寝つけないときのテレビなどは、一時的なものだと意識して、月経を境に、3つのステップのステップ1から睡眠を立て直すようにしてみましょう。

また、月経前に頭痛や腰痛、消化器症状やイライラ感など、体や精神面に不調をきたす月経前症候群にも不眠症状が含まれています。すでに不眠治療をされている方は、治療効果を促進させるためにも、３つのステップを順番にクリアして、自ら睡眠の質を悪くしてしまうサイクルから脱却していきましょう。

●起立性調節障害——朝気持ち悪くなる人は、入浴後、ひざ下に冷温水をかける

朝起きられない方は、気持ち悪くて朝食が食べられない、めまいや立ちくらみがひどい、朝は無気力になってしまうなどということが、ありませんか？

この不調には、血圧調整機能がうまく働かない、**起立性調節障害**という視点からの解決策を考えてみましょう。小・中学校の頃、全校集会などで長時間立ちっぱなしのときに、バタッと倒れてしまう子がいたと思います。このような現象は起立性調節障害と関係があります。

人間は、丸太様の容器に70％程度水を張ったような物体です。横になって眠っているところから、起床して体を縦にすると、重力によって水が足側に下がります。通常

は、足の筋肉がポンプの役割をしたり、血管の収縮力が高まって血液を吸い上げて脳に栄養を届けます。しかし、この機能が弱っていると、脳に栄養が届かないので、頭がボーッとしてイライラしたり無気力になってしまいます。体は、脳が働かない事態を避けるために、脳に届ける血流を優先するので、心臓や他の内臓の機能は低下してしまい、気持ち悪いなどの症状が出てしまうのです。

起立性調節障害は、女性ホルモンであるエストロゲンや男性ホルモンであるアンドロゲンなどの性ホルモンの変化による影響が大きいので、性機能の発達が著しい中学生に最も多く見られます。さらに、女性ホルモンのエストロゲンには、ノルアドレナリンという脳を目覚めさせる物質を低下させる作用があるので、男性に比べて若い女性に、朝起きられない調節障害が多く見られます。

そこで、血管の仕組みを活用して、調節機能を正常に戻しましょう。

血管は、通常、体の外が寒いと収縮して血圧が上がり、外が暖かいと弛緩《しかん》して血圧が下がる反応が起こります。しかし、現代のように、空調が常に機能して、部屋の温度が季節を通して一定の環境で過ごしていると、この反応があべこべになってしまい、寒いのに血管が弛緩して冷え性になったり、暖かいのに収縮して高血圧になってしまうことがあります。そこで、改めて体に正しい反応を教え込むトレーニングが必要です。

入浴後に、洗面器1杯分の冷たい水をひざ下にかけて、すかさず今度は洗面器でお風呂のお湯をくんでひざ下にかけましょう。これを3回ほど繰り返してみましょう。血管にどの刺激のときにはどの反応をするべきなのかを教え込みます。朝入浴される方は、朝行なっても結構です。冷たい水が平気な方は、ひざ上までかけてみましょう。

ステップ2で、朝目覚めてもなかなか寝床を出られないことで、睡眠効率が低下してしまう場合も、この方法をおすすめします。

入浴後に、洗面器でひざ下に冷温水を交互にかけるだけなので手軽ですし、実行してから、朝起きられるようになったという方も多いので、ぜひ、試してみてください。

●からだのかゆみ——起きたらすぐに着替える

朝、起きたときに「おはよう」と言いながら首もとや肩のあたりをぽりぽり掻《か》いている場面をよく目にしませんか？

夜眠る前と朝起きた後は、体がかゆくなりやすいのです。かゆみの対処をするときは、皮膚の状態に注目されますが、ここでは、かゆみが出ているときの脳の働きをみていきましょう。

かゆみをつくり上げる脳は、感覚を司《つかさど》る体性感覚野《たいせいかんかくや》や、実際にかゆい部分を掻く運動野以外にも、かゆみによる不快感をつくる帯状回《たいじょうかい》、線条体《せんじょうたい》、前頭前野など、さまざまな領域が関わっています。その中でも、**線条体**の働きに注目してみましょう。

線条体は、運動を調整したり、運動の結果、目的が達成できたり欲しい物を獲得できるなどの報酬が得られるとその運動を強化する**報酬系**の役割を担っています。かゆい部分を掻いているとどんどんかゆくなって止められないという経験があると思います。これは、**イッチ・スクラッチ・サイクル**と呼ばれ、かゆみに対して「掻く」という行動の結果、報酬を得たと脳が感知して、掻く行動が止められなくなるという現象です。アトピー性皮膚炎の方は、かゆみがない方よりこの反応が強いことが知られています。

また、脳には**かゆみを空想**するという作用もあります。実際の皮膚の状態は改善されていても、過去の経験や思い込みから脳内でかゆみがつくられて、体を掻いてしまうというものです。特にかゆいわけでもないのに、無自覚に首もとなどを掻くことがありませんか？

かゆみが強くなるのは、ヒスタミン（108ページ）という物質の分泌が増える時間帯が関係しています。**朝5〜6時は血中ヒスタミンが最も増えて、夜22〜23時はヒスタミンの感受性が最も高まります。**朝と眠る前に体がかゆくなりやすいのはこのためです。

そこで、このヒスタミンの作用を無駄に刺激しないために、**朝起きたらまず、パジ**

ャマを着替えるようにしてみましょう。

睡眠中は、汗を使って体の老廃物を排出しています。パジャマはそれらを吸い取っているので、朝起きたときには、雑菌がたくさん付着しています。朝起きて、パジャマのままで過ごす時間が長いと、この雑菌にヒスタミンが反応しやすくなってしまいます。目覚めたらまず着替える。外出着をすぐに決められないときはいったん部屋着に着替えるなどして、パジャマから肌を離すことが大切です。かゆみに悩む前に、ぜひ試してみてください。

●夜間のトイレで目が覚める――昼間に1回多くトイレに行く

30代を過ぎると、夜中に1～2回はトイレに目覚めることを経験しやすくなります。そのような場合は、昼間のトイレの回数が減っていないかチェックしてみましょう。

仕事中どうしても忙しいからトイレに行く暇がない。トイレに行かないことが続いていると、知らないうちに水分の摂取量が減ってしまった。トイレに行けないのは仕事中だけだったはずなのに、休日にもあまりトイレに行かなくなってしまったという悪循環から、昼間の排尿自体が減ってしまうことがあります。

排尿にはリズムがあり、体が排泄する量にはノルマがあります。体は、排泄のノルマを達成するために、昼間にトイレに行かなかった分は、夜に挽回しようとするので、その結果、トイレに目覚めやすくなってしまうのです。

まずは、**特に尿意を感じていなくても昼間のトイレを１回増やしてみましょう。**お昼休憩のときにトイレに行く、帰宅する前にトイレに行くなど、ご自分で決めた時間にトイレに行くようにすると忘れにくいと思います。最初は特に尿意がないので、排泄量も多くはないと思いますが、徐々にトイレに行くタイミングに合わせて排泄するように、リズムができていきます。排泄のリズムが昼間中心になれば、水分摂取量も自然に増えますし、夜間にトイレで目覚めることも減っていきます。体のリズムをうまく使いこなしてみましょう。

●ちょっとした悩みで眠れない――冷凍タオルで頭を冷やす

私たち人間は、大脳が大きく発達した動物なので、脳が鎮静して眠りに入るまでには時間がかかります。仕事でプレッシャーがかかっていたり、人間関係に悩んでいるときは、この眠るまでの時間にぐるぐると考え事が浮かんでくることがあります。眠る前に考えることは、大抵ネガティブなことで、心配事や気になっていたことがどんどん連想されていき、止まらなくなってしまいます。

眠る前には、なぜネガティブな考え事が多いのでしょうか。

私たちの脳は、起床してから徐々に活動が高まり、**起床11時間後に最も活発になります。**起床11時間後は、内臓の温度である深部体温が最も高い時間です。脳も内臓なので、深部体温が最高になる時間が最も活発になるのです。そして、脳の働きは夜に向かって低下していきます。**起床から18時間後（6時起床の場合は0時）あたりには、アルコールを飲んで飲酒運転と判定されるのと同じ程度にまで脳の働きが低下す**

ることが知られています。

深夜枠のテレビ番組に思わず笑ってしまったり、不必要な物をテレビショッピングで買ってしまうのは、正常な判断能力が失われているからだということです。

脳の機能が低下すると、高度な能力から順に失われていきます。脳にとって高度な能力とは、抑制機能です。抑制機能とは、正確な判断をするために、浮かんでくる考えをグッと抑え込んで、必要なことに焦点を当てる能力です。

眠れないときは、脳の温度、つまり深部体温が高くなっています。温度が高いと、脳の活動は活発になっていきます。しかし、**深夜には、抑制機能が低下**してしまっているので、浮かんでくる連想を抑え込むことができず、どんどん連想が広がってしまいます。

深夜になれば低下するはずの脳の覚醒が維持され続けると、**不安や恐怖の感情をつくる物質**である**ノルアドレナリン**が増えていきます。このノルアドレナリンの作用により、止まらない連想に不安や恐怖の感情が付け加えられて、ネガティブな悩み事をしてしまうのです。

眠る前の考え事は、やめようとしてやめられるものではありません。**脳は、温度が高い限り活発に働くからです。**そこで、**眠れないときは脳の温度を下げて、その働きを低下させてみましょう。**

脳は、他の臓器に比べて外側を覆う筋肉や脂肪が少ないので、直接外部の温度の影響を受けやすいという特徴があります。冷やす場所は、**耳から上の部分**です。ここには**大脳**があり、ぐるぐる考え事を引き起こしている場所です。

やわらかい保冷剤や冷凍したタオルを枕の上半分に敷き、そのまま横になってみましょう。耳から下の首のあたりは冷やさないように注意してください。耳から下の脳には、呼吸中枢など生命を維持するために重要な場所があるので、冷えると生命の危機の状態だと感知して脳が覚醒してしまいます。

頭が冷たくなってくると、考え事ができなくなり、いつの間にか眠ってしまいます。眠っている間には、不必要な細胞は消去されるので、目覚めたときは、頭がスッキリして悩みを解決する良いアイデアが浮かぶと思います。

ステップ2で、寝つきが悪く、睡眠効率が低下してしまう場合には、この方法がおすすめです。悩む前に、眠るときには頭を冷やすようにしていると、深部体温リズムが整い、眠る時間になると自然に深部体温が下がりやすくなっていきます。

●風邪で不眠症になる人も——回復したら寝床に持ち込んだ物を排除する

最後に、最も一般的な体調不良である風邪についてみてみましょう。

第4章でご紹介した記憶障害になってしまった方も、きっかけはただの風邪でした。ありふれてはいるものの、侮れません。

風邪をひくと、普段眠くない時間でも猛烈に眠くなることがあると思います。体に侵入した菌を攻撃するために、免疫反応によりインターフェロンやインターロイキン等のサイトカインと呼ばれるタンパク質が活性化されると、睡眠が誘発されるからです。いつもと違う時間帯にどっぷりと眠ってしまうので、普段眠る時間になると眠れないということも起こりやすくなります。

風邪をひいているときは、目覚めていても寝床に横になって体を休めなければならないので、どうしても普段の活動が寝床に持ち込まれてしまいます。寝床で食事をすることもあるでしょうし、読書をしたり、映画を観たり、パソコンで仕事をすることもあると思います。

風邪をひいたことがきっかけで、眠りに関係ない物が寝床に持ち込まれ、眠っていないのに寝床にいるので睡眠効率は下がり、朝明るくする時間が遅れて、3つのステップはすべて乱されてしまいます。

じつは、**風邪をひいて寝込んでしまったことがきっかけで不眠症になってしまった**という方も多くいらっしゃいます。風邪が回復した後も、自ら睡眠を乱す行動が引き続き行なわれて習慣化し、何カ月も、何年も自らの行動で不眠の状態をつくることになってしまったのです。

そこで、**風邪が回復したら、3つのステップを必ず実行する**ようにしてみましょう。寝床のまわりを片づけ、眠くなるまでは寝床に入らず、朝は決まった時間に窓から1メートル以内に入る。体調の回復とともに習慣を切り替えるように意識していれば、無駄に睡眠の質を下げてしまうことが防げます。

＊

ここまで、3つのステップとちょっとした工夫で、睡眠のスキルを高め、病気を予防する方法をみてきました。

理屈では、このとおりに実行すれば、寝だめ欲求がなくなり、休日も平日も充実した生活をおくることができます。しかし、現実には、いつの間にかずるずると睡眠サイクルが乱れてしまうことも多いです。

次の第6章では、3つのステップで実際に仕事効率が上がった方々の例をみながら、成功するイメージをつくっていきましょう。

第6章

3つのステップでどのように生活が変わるのか

なぜ彼は「3時間睡眠」でも体調が良くなったのか

●女性は40歳、男性は55歳で大きく変化する

これまで、睡眠サイクルを整えるための、科学的な方法についてみてきました。最後の章では、3つのステップで実際に睡眠サイクルが変わった方の例をみていきます。睡眠サイクルが変わっていく過程を見れば、本書の内容を、今の生活にどのように活かしていけばよいのかが、具体的にイメージできると思います。

その前に、まず年齢による睡眠の変化について整理してみます。

「歳をとったのか長く眠れなくなった」というご相談をいただくことがよくあります。私たちは、年齢とともに睡眠の長さが変化していくことを、なんとなく知っています。ここでは、年齢によって、睡眠がどのように変化していくのかを整理しておきましょう。

人間は生まれてから年齢を重ねるごとに徐々に睡眠時間が減っていきます。その中

で、**女性は40歳、男性は55歳を境に睡眠が大きく崩れます。**正確には、その年齢から**個人差が大きくなる**という意味です。

女性は、妊娠、出産に備えて母体を形成するために良質な睡眠を10代、20代に使えるようにプログラムが組まれています。そのため、いわゆる妊娠適齢期を過ぎた頃に、睡眠の質が急に変化し、寝つきが悪くなったり、早く目覚めてしまうことがあります。

男女ともに55歳をむかえると、それまでのように眠れなくなることがありますが、個人差が大きくなるので、55歳を過ぎても20代と同じように眠れるという方もいらっしゃいます。

●10代の睡眠を追い求めてはいけない

若い頃はぐっすり眠れたし、いくら眠っても眠り足りなかったという方が、年齢によって寝つきが悪く、朝、目覚めても眠った気がしないという状態になるのは、自然な現象です。

女性のほうが、男性よりも睡眠の質が変わるタイミングが早いので、眠れなくなってしまったときに、パートナーに相談しても「目をつぶっていれば眠れるだろう」程度にしか取り合ってもらえないことがあるようです。そうすると、「分かってもらえない」と思い、眠れない悩みを抱え込んで、眠りに対して焦《あせ》りを強めてしまうことも、よくみられます。こんなときに睡眠の技法が共通認識になっていれば、気持ちがすれ違うこともなくなります。

「良く眠れたというのはどんな感じですか？」と伺いますと、大抵の方は、10代の頃の睡眠を頭に浮かべられるようです。人間は、自分の記憶に基づいたことでしか判断できませんので、自分が最もぐっすり眠っていた時代の睡眠を思い浮かべるのでしょう。ここで、次のグラフを見てみましょう（図11）。

こちらは、人間が生まれてから年齢を重ねていくごとに、睡眠がどのように変化していくのかを示したグラフです。何時間睡眠をとるのが適切かは、個人差があるので

図11　年齢によって変わる睡眠時間

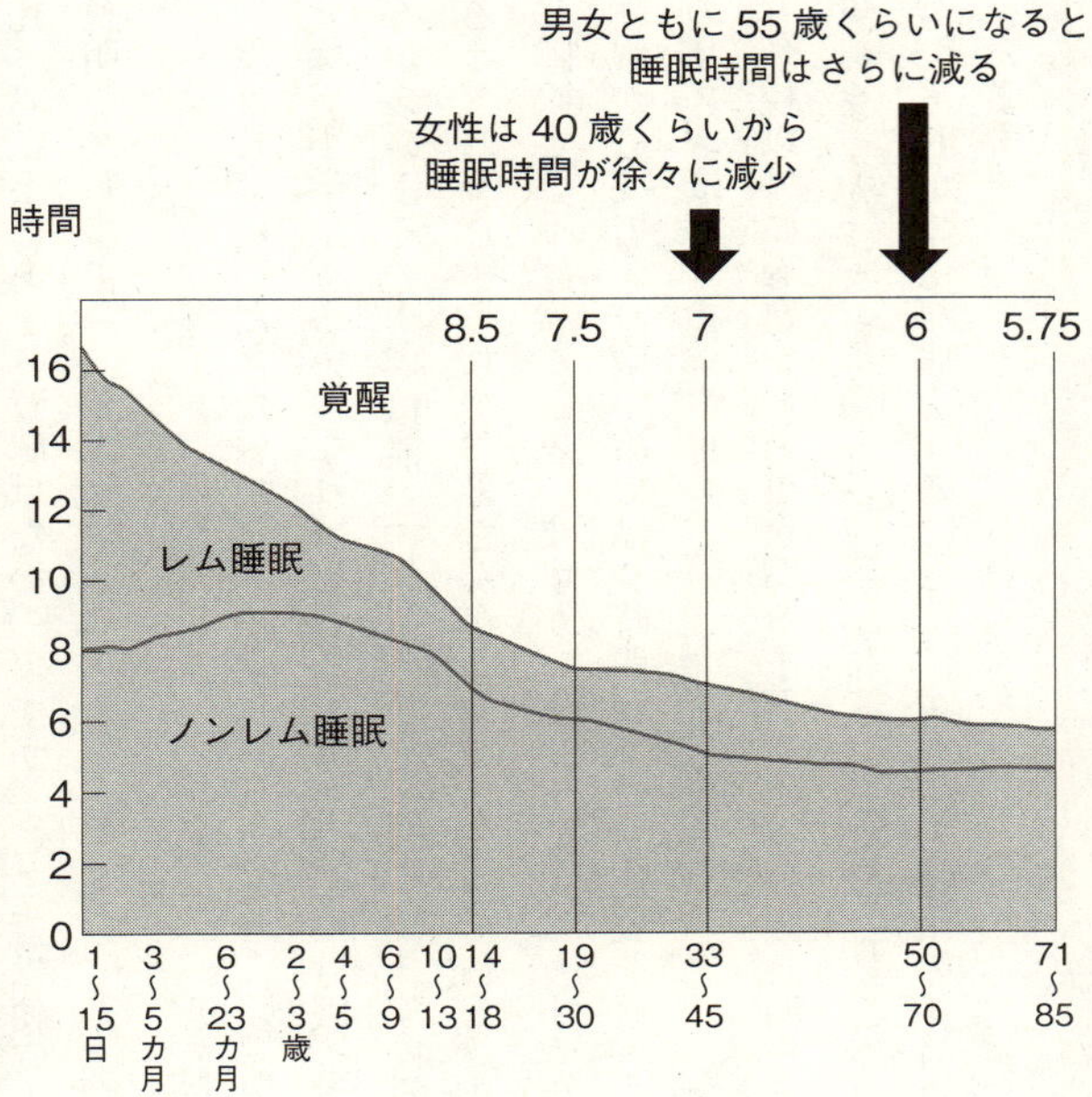

他人と比べることにあまり意味はないのですが、ここでは便宜上、平均睡眠時間を使ってご説明いたします。

まず、注目していただきたいのが、小学生（6〜12歳）の箇所です。

日本では、小学生ぐらいになれば、もう大人と同じだけ眠っていれば十分だろうと考える方が多いようです。以前、「しっかり8時間眠らせているのに学校で居眠りをしている」とおっしゃられたお母さんがいらっしゃいました。8時間というのは、大人と同じ睡眠という認識だと思いますが、生物学的には、小学生ぐらいでは、10時間程度は睡眠が必要です。中学生では9時間程度で、18歳を過ぎるとようやく大人と同じ睡眠のリズムになります。

今は、学校以外にも塾や習い事がある子が多く、睡眠時間を増やすことは本当に難しいと思いますが、ステップ3で学んだように、朝の明るくする時間をそろえた上で、5分でも10分でも早寝をすることで、少しでも睡眠の絶対量を増やしていただきたいと思います。

●なぜ年齢を重ねると睡眠時間は短くなるのか

次に、40歳のところをみてみましょう。この辺りから徐々に睡眠時間が減っていきます。先ほどもお話ししたように、女性は40歳近辺から睡眠時間が短くなっていきます。55歳辺りをみてみると、睡眠時間はさらに減っていきます。

なぜ、人間は年齢を重ねるごとに睡眠時間が短くなっていくのでしょうか。その理由は2つ考えられます。

1つは、基礎代謝が低下することです。人間は生物なので、生きている限りエネルギーをつくり続けなければなりません。このエネルギーをつくり続ける化学物質の反応のことを代謝と呼び、特に活動するわけではなく、生きているだけで使うエネルギー（心拍や呼吸など）を基礎代謝と呼びます。基礎代謝は、人間の1日の消費エネルギーの7割をも占めています。睡眠中には、昼間に溜め込んだ物質の分解や神経の修復作業など、たくさん代謝エネルギーを使います。眠るのにも体力が必要なのです。

この基礎代謝が年齢を重ねるにしたがって低下していくので、睡眠時間が短くなっていくのです。

もう1つは、これは私の考えですが、睡眠中に行なわれる脳の活動によるものです。睡眠には、記憶を整理するという重要な働きがあります。記憶の整理とは、具体的には細胞を消去する作業ですが、パソコンのハードディスク内のいらないデータを消去して空き容量をつくる作業をイメージすると分かりやすいと思います。

昼間に体験したことを、脳内でリプレーして、必要な神経との経路をつなぎ、不必要な神経を消去します。こうすることで、脳内のエネルギー効率が向上し、空き容量も増えて新しい細胞が生まれやすくなります。

若いときほど、初めて体験することが多いものです。初体験が多いということは、睡眠中の記憶の整理作業も多いということで、それだけたくさんの時間を必要とします。

しかし、私たちは、年齢を重ねて経験を積んできますと、要領が良くなってきます。新しいことを体験したとしても、過去の経験の組み合わせで対応できるので、脳にとっては、それほど新しい体験にはなりません。すると、睡眠中に整理しなければならない情報量もそれほど多くありません。このように、睡眠中の情報整理量が減っていくことが、睡眠時間が短くなっていくことの理由の1つと考えられます。

若いときのように眠れなくなったときは、ご自分の年齢を実感してしまう瞬間かもしれませんが、これまで積まれてきた経験により、若いときのような睡眠は必要なくなったと考えてみましょう。今の年齢には、今の年齢にふさわしい睡眠があります。10代の頃の睡眠を目指して焦ることで睡眠の質を下げてしまうことなく、3つのステップを使って今の自分に合った睡眠を見つけていけばよいのです。

●みんなは眠る前に何をしている？

眠る前は、かなりプライベートな時間です。眠る環境も、眠る前にしていることも、人それぞれですし、他人に知られることはほとんどありません。ご自分の眠る前の習慣を振り返ろうとしても、何年も続けていることが多く、当たり前すぎて客観視しにくいと思います。そこで、私がこれまで相談などで伺った例を挙げて、他の皆さんは眠る前にどんなことをしているのかをみてみましょう。

皆さんが眠る前にしていることを、それぞれ要素別に分類してみます。

【視覚】
テレビをつけてタイマーで切る、DVDを観る、ゲームをする、ネット検索をする
【聴覚】
眠れるCDを聞く、スマホで音楽を流しっぱなしにする、ラジオ、学習CDを聞きながら眠る
【体性感覚】
ツボを押す、青竹踏みをする、ストレッチをする、ヨガをする、足湯をする、薄着になって体を冷やす、焼いたにんにくを足の裏に張る
【言語】

読書、漫画を読む、雑誌を読む、メールをする、電話をする、ＳＮＳにおやすみと書き込む

【思考】

起床時間から90分を逆算して眠るタイミングを計る、日記を書く、翌日のスケジュールを立てる、翌日に着る洋服を出しておく、頭の中でしりとりをする、ひつじを数える、眠れるように祈る、なりたい自分をイメージする

【飲食】

寝酒をする、寝タバコをする、レタスを食べる、ホットミルクを飲む、冷たいものを飲む、甘いものを食べる

【呼吸】

となりの人に呼吸を合わせる、眠っている人を触る、玉ねぎを枕元に置く

いかがでしょうか。人の話としてみてみると、そんなことをしたら余計眠れなくなってしまうじゃないか、と思わず言ってしまいたくなるものもあったと思います。

ここで大切なのは、その行動の良し悪しを判断するのではなく、**結果を見る**という

ことです。より良く眠れるために、または、眠れないときの対処をしている行動なので、その行動をしたことによってぐっすり眠れているかどうかが大切です。眠る前にしていることがどのような行動であっても、それをすればすんなり眠れて、朝はスッキリと起きられるという結果が伴っていれば、その方法はその方にとって役立っていることになります。

反対に、**「○○をしなければ眠れない」**と思っていたら、その行動によって、**睡眠の質が低下してしまっていると考えられます。**なぜなら、人間は本来、**朝の光が脳に届けば約16時間後には自然に眠くなり、夕方に最高になる深部体温が夜になってしっかりと下がってくれば深く眠れるからです。**こうした生理的な睡眠サイクルをつくることをせずに、これさえやれば眠れると思ってしまうと、頑張って行動するほど眠れないという悪循環に陥《おちい》ってしまいます。

眠る前の脳は、かなり認知機能が低下していますので、冷静な判断はできません。そこにノルアドレナリンの作用として不安が加わると、何とかして眠ろうと焦り、逆に眠れなくなるような行動をしてしまうこともあるのです。

●締め切り前に仕事が終わるようになった女性

ステップ1の「眠りに関係ない物を寝床に持ち込まない」というのは、「寝床＝睡眠」という脳内の記憶を強化していくことが目的でしたね。これと同様に、寝床以外で眠ってしまうという習慣も、「寝床＝睡眠」という記憶を弱めてしまいます。

寝つきが悪い方の中には、睡眠が不足しているので、いつでもどこでも眠れるようにして、少しでも睡眠を補おうとされている方がいらっしゃいます。ソファやダイニングなど、どこでも眠れるようにしようとすればするほど、寝床で寝つけなくなってしまうので、眠る場所を寝床だけ、または寝床と仮眠の場所の2カ所だけに限定してあげると、脳は、寝床にきたときに睡眠の作業を始めやすくなります。

次のグラフは、眠る前にソファでいったん眠ってしまって、起きてから寝床に行くという行動が習慣化されていたBさんの睡眠記録です（図12）。

睡眠の記録方法は、①眠った時間を塗りつぶし、②寝床に入っていた時間に両矢印を書き、③眠気があった時間に斜線を引きます。

本書でご紹介する睡眠記録表は、「neru note（ネルノート）」として販売されています。サンプルは、http://nerunote.com/trialsheet/からダウンロードすることができます。

睡眠を記録するときは、3つルールがあります。

1つ目は、**手書きをすること**です。パソコンやアプリで記録をとりたくなってしまいますが、自動的に記録されたグラフを見ても「へぇーこんな感じなんだ」という程度で、あまり実感が湧かないと思います。手書きは、塗りつぶしていく作業の手の感覚に加えて、どの程度眠っていたのかが視覚的に認識されやすいので、「睡眠が足りないと思っていたけど案外眠っているな」とご自分の睡眠の記憶を明確にすることができます。少し億劫《おっくう》かもしれませんが、15秒程度で記録できますので、ぜひやってみ

図12　就寝前にソファで眠る習慣があったBさんの記録

最初の2週間

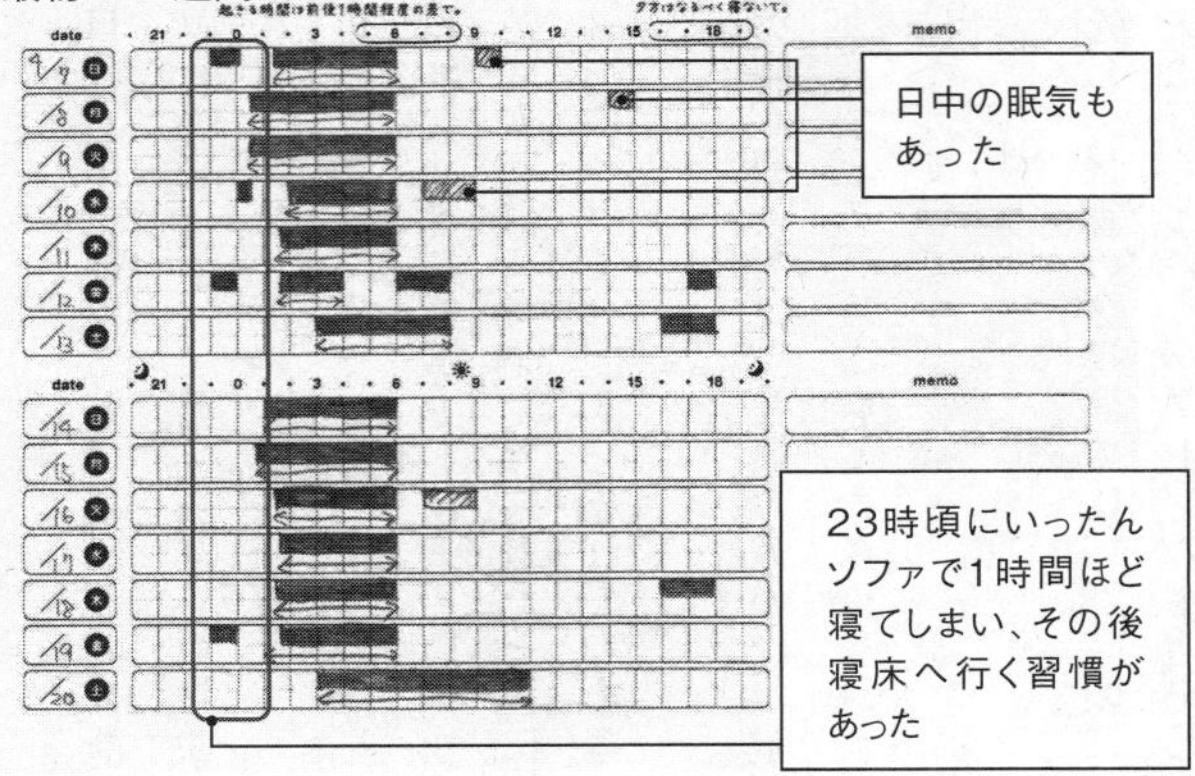
日中の眠気も
あった
23時頃にいったん
ソファで1時間ほど
寝てしまい、その後
寝床へ行く習慣が
あった

ステップ1を始めて1カ月半後

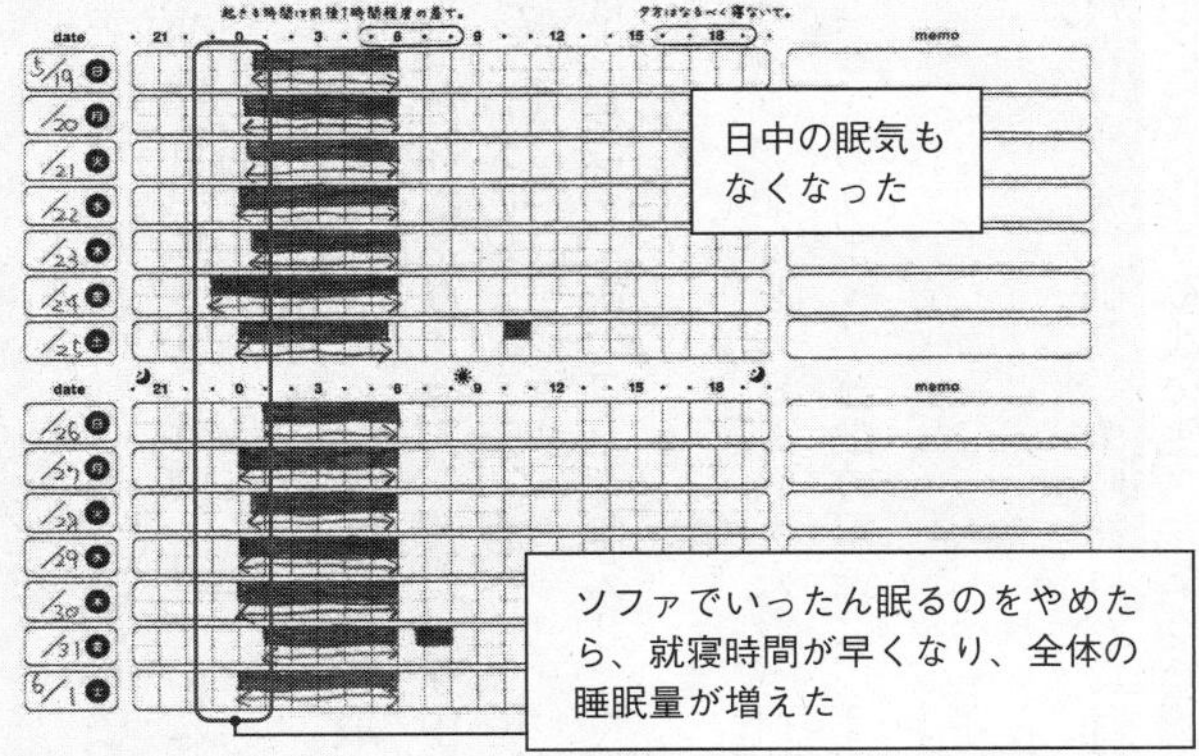
日中の眠気も
なくなった
ソファでいったん眠るのをやめた
ら、就寝時間が早くなり、全体の
睡眠量が増えた

「neru note」に記入した記録

■ 眠った時間　←→ 寝床に入っていた時間　▨ 眠気のあった時間

てください。

2つ目は、**毎朝書く**こと。夜は認知機能が低下しているので、前日の就寝の様子をうまく思い出せません。朝食後や出勤後など、朝の習慣化された行動とセットにして、その日の睡眠を記録しましょう。

3つ目は、**適当に書く**ことです。記録をとることの目的は、ご自分の睡眠感を鍛えることです。正確に記入をしようと時間を測っては意味がありません。また、途中で起きた時間も回数を数えたり起きたときに記録をつけたりはしないでください。あくまでも適当につける。記入し忘れてしまった日は、飛ばして次の日から記入してください。

企業の睡眠研修では、社員の方々に一定期間、睡眠の記録をつけていただき、研修実施前と後でどの程度改善したのかを評価することがあります。睡眠の記録は、2週間ずつになっています。

Bさんは、最初の2週間では、23時頃にいったんソファで眠り、1時間ほどで目覚めて寝床に行くというパターンの生活をしていました。Bさんは女性の方なので、ソファから起きた後で、眠る前に化粧水をつけたりお肌のケアをしなければならないと思いつつ、体が重くそのまま眠ってしまうのだとお話ししていました。さらに、寝床に行ってから眠れないこともあり、寝床で読書をすることもあるということでした。

ステップ1で、眠る場所に本を持ち込まず、眠る場所を限定することの意味を理解していただいたBさんの1カ月半後が図12の下のグラフです。ソファで眠らずに、眠気を我慢した状態で寝床に行くので、就寝時間が早くなり、全体の睡眠量が増えています。また、昼間の眠気も改善されています。平日の睡眠量が増えたことで、週末の寝だめもなくなっています。

眠り始めは、深部体温が急激に下がり、最も深く良質な睡眠がつくられます。睡眠の質を向上させる絶好のタイミングでソファで眠ってしまっていたBさんは、当初「疲れてソファで眠ってしまう」とお話しされていましたが、ステップ1を実行していきながら、ソファで眠ってしまっていたから疲れていたのだということに気がついたとのことでした。深部体温が下がるタイミングを逃さずに寝床に入ることで、全体のリズムが整いました。

Bさんは「体が軽くなった」などの身体的なことだけでなく、「期限より前に仕事が処理できるようになった」とのことでした。仕事能率が上がったことを実感されたようです。

●寝つきの悪さを改善して、体が軽くなった男性

寝つきが悪い方々は、早く寝床に入ろうとして睡眠効率を下げてしまうことがあります。

Cさんは、数年前から寝つきの悪さが見られました。日中に強い眠気を感じることはありませんでしたが、休日は体が重く、寝床から出られずに1日寝て過ごすこともありました。寝つきが悪く睡眠時間が少ないことを気にして、毎日21時には就寝しようと心掛けていました。しかし、これが裏目に出てしまい、寝つくのに2時間ぐらい

かかってしまうようになり、それが慢性化していました。

ステップ2で、就寝時間を遅らせて、寝床の中で眠っていない時間をできるだけ少なくし、睡眠をコンパクトにしていったところ、1カ月半後には、寝床に入ってから寝つくまでにほとんど時間がかからなくなりました。起床時間を変えずに、就寝時間を21時から23時にして、睡眠サイクルが安定してきたところで徐々に就寝時間を早めていき、元の21時就寝に戻しても、すぐに眠れるようになりました（図13）。

寝つけない人にとって、就寝時間を遅らせるということは、かなり大胆な発想だと思います。このまま眠れなかったらどうしよう……という気持ちから、頭では分かっていても、眠くなってから寝床に入ると言われても、いつまで経っても眠くならない、ということもあると思います。そのような場合は、まず寝つきが悪いときの記録をとり、寝つきが悪いときに眠っている時間を寝床に入る時間にしてみましょう。

Cさんの場合は、21時に就寝して、23時頃に入眠するというパターンだったので、まずは23時まで待ってから寝床に入るようにしました。記録をつけたことで、23時に眠っていることは事実だから、23時には眠れるという安心感も得られたとのことでした。寝床に入るときに、頭を冷やす方法を使い、なるべく深部体温が下がりやすいように促《うなが》しました。

これを2週間ほど継続すると、深部体温が下がる時間が一定になってきて、その時間には、あえて頭を冷やさなくても、自然に深部体温が下がってくるようになります。そうなると、23時に就寝した時点ですぐに眠れるようになり、就寝から入眠までの時間が短くなります。Cさんは、23時に就寝してすんなり眠れるようになった状態を1カ月維持してから、徐々に就寝時間を早めました。睡眠効率が85%以上になってから就寝時間を早めていくときは、1カ月安定させてから始めてみましょう。

Cさんは、睡眠導入剤を服用していましたが、睡眠サイクルが安定した1カ月半後から、睡眠薬の減薬を始めています。

図13　寝つきが悪く睡眠効率が75%だったCさんの記録

最初の2週間

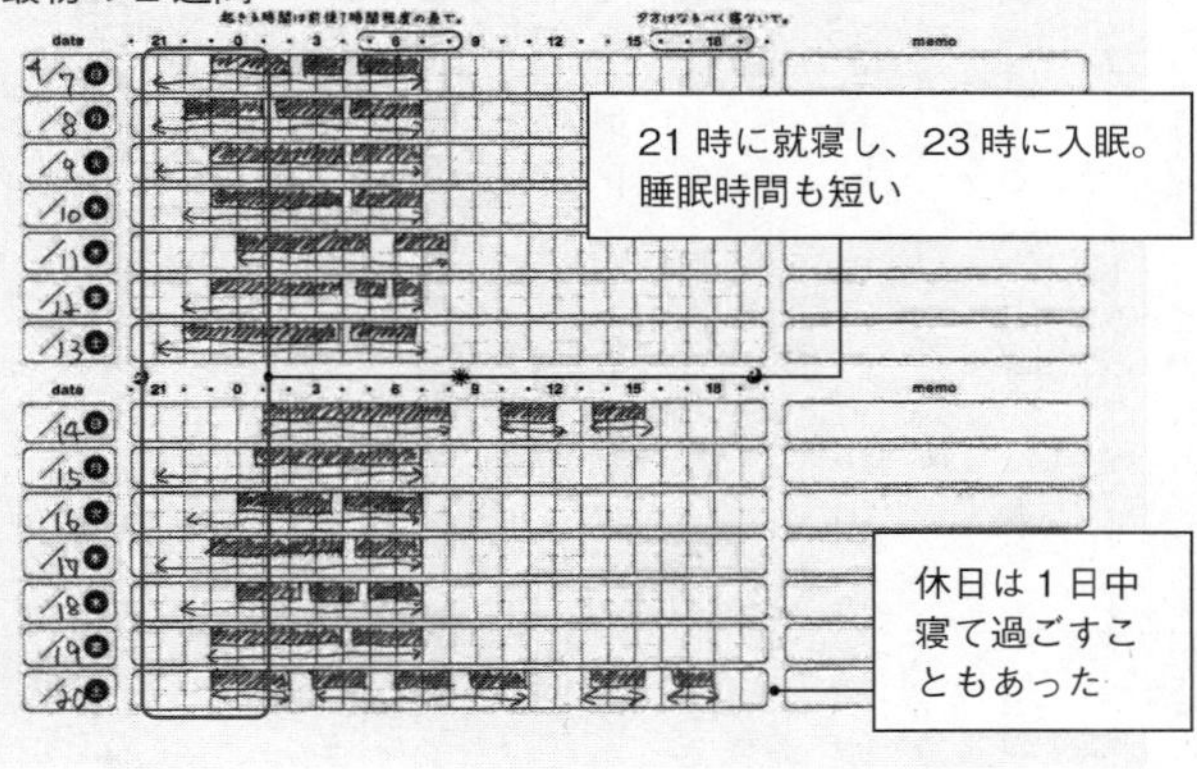

21時に就寝し、23時に入眠。睡眠時間も短い

ステップ2を始めて1カ月半後

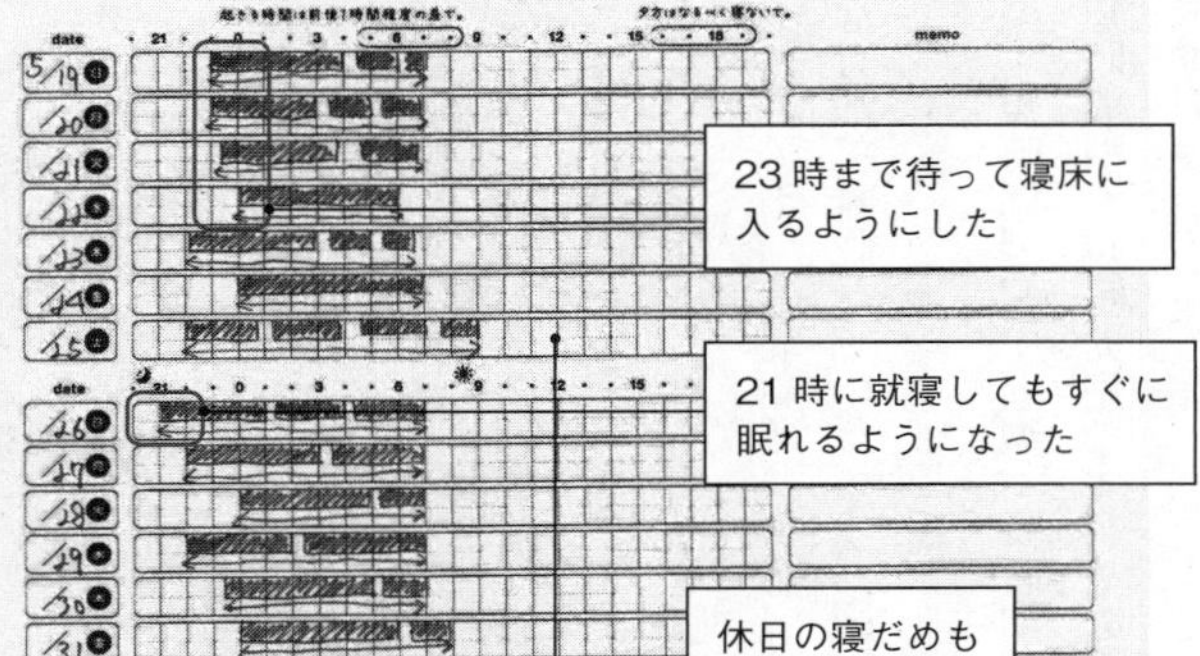
休日の寝だめもなくなった

「neru note」に記入した記録

■ 眠った時間　←→ 寝床に入っていた時間　▨ 眠気のあった時間

●無理なく睡眠薬をやめる方法

企業研修をしていると、30人に1人か2人は睡眠薬（睡眠導入剤を含む）を飲まれている方がいらっしゃいます。

ここでは睡眠薬から離脱していく方法をお話ししたいと思います。

薬を飲むということは、自分の脳の中の物質だけでは対応できない事態に陥っているので、一時的に外から物質を足すということです。外から物質を足す本当の目的は、自前の物質で睡眠を構築できるようになることです。薬は、あくまでも睡眠が回復するまでのサポートなので、良い睡眠が1カ月つくられ、主治医から睡眠薬を自己調整しても良いという許可が出たら、次のような方法で離脱していきます（図14）。

睡眠薬は、その作用時間によって、超短時間型、短時間型、中間型、長時間型に分類されます。一般に外来で処方されるのは、超短時間型か短時間型です。その場合、図の上の「漸減法」という方法で離脱していきます。

図14　睡眠薬の減らし方には２種類ある

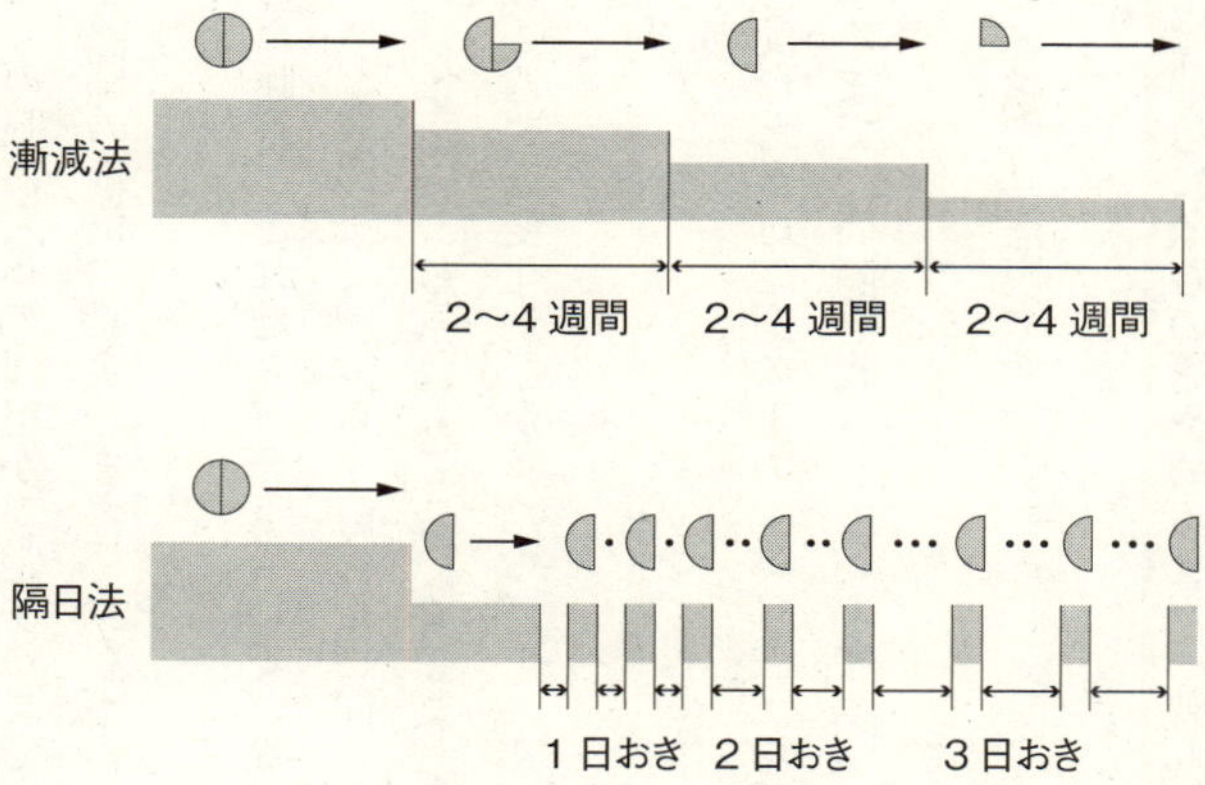

睡眠薬を減らす方法には、２～４週間ごとに量を減らしていく方法（図上）と、服用しない日を増やしていく方法（図下）の２つがある

薬が自分の脳に入って作用が安定するまでには、2週間程度かかります。そこで、2週間を評価の単位に設定します。少し不安な方は、4週間単位で実施してみましょう。

安定した睡眠がとれたら、今服用している薬を半分の半分に割って、3／4だけ服用します。2週間後に、減らす前の4週間とあまり変わらない睡眠がとれたら、減らす前の1／4はいらなかったということです。さらに、1／2に減らして服用します。次の4週間も変化がなかったら、1／4にします。そして最後に睡眠薬をゼロにします。

少し心配なときは、図の下の「隔日法」を使います。1日おきに服用して、だんだん服用するまでの間隔を長くしていきます。

これでスッキリ離脱です。

睡眠薬は、急に飲むのをやめると、一時的に不眠が悪化する作用があるので、ご注意ください。また、離脱した後でも、4日～1週間は薬の成分が脳内に滞在しているので、長い期間を使って離脱を実施することが適切です。ハードな勤務のときに無理に行なわず、比較的生活が安定している時期を選んでお試しいただければと思います。

●3時間睡眠のままでも体調が良くなった男性

Dさんは、システム系のお仕事で、深夜に働き午前中に眠るという生活をしていました。3時間程度しか睡眠をとることができない日が週の半分以上あるので、「睡眠時間が足りない」という思いから、なるべく早く寝床に入るようにしていました。しかし、先程のCさんと同じように、この行為によって1時間程度寝つけなくなっていました。

そこで、睡眠時間を増やす前に、まずはステップ2の睡眠効率を高めることを実施することにしました。睡眠の記録では、朝5時辺りに入眠していたので、早寝をせずに5時頃眠くなったら寝床に入るというように意識をしてみると、すぐに寝つきの悪さは改善しました（図15）。

睡眠時間は増やすことができずに、やはり3時間や4時間程度のことがほとんどですが、Dさんが実感した変化は、同じく短時間の睡眠でも、「熟眠感が増えた」ということと、「作業によって就寝が遅くなったり早くなったりしても、調整できるようになった」ということでした。

このように、睡眠の記録でご自分の傾向が分かると、そのときの眠気などの感覚に頼らずに、不規則でも計画的に睡眠が調整できるようになる方もいらっしゃいます。

●仕事モードへの切り替えが早くなった女性

最後に寝つきや寝起きにはそれほど困っていなかったけど、睡眠の絶対量が少なか

図15　3時間睡眠でも体調がよくなったDさんの記録

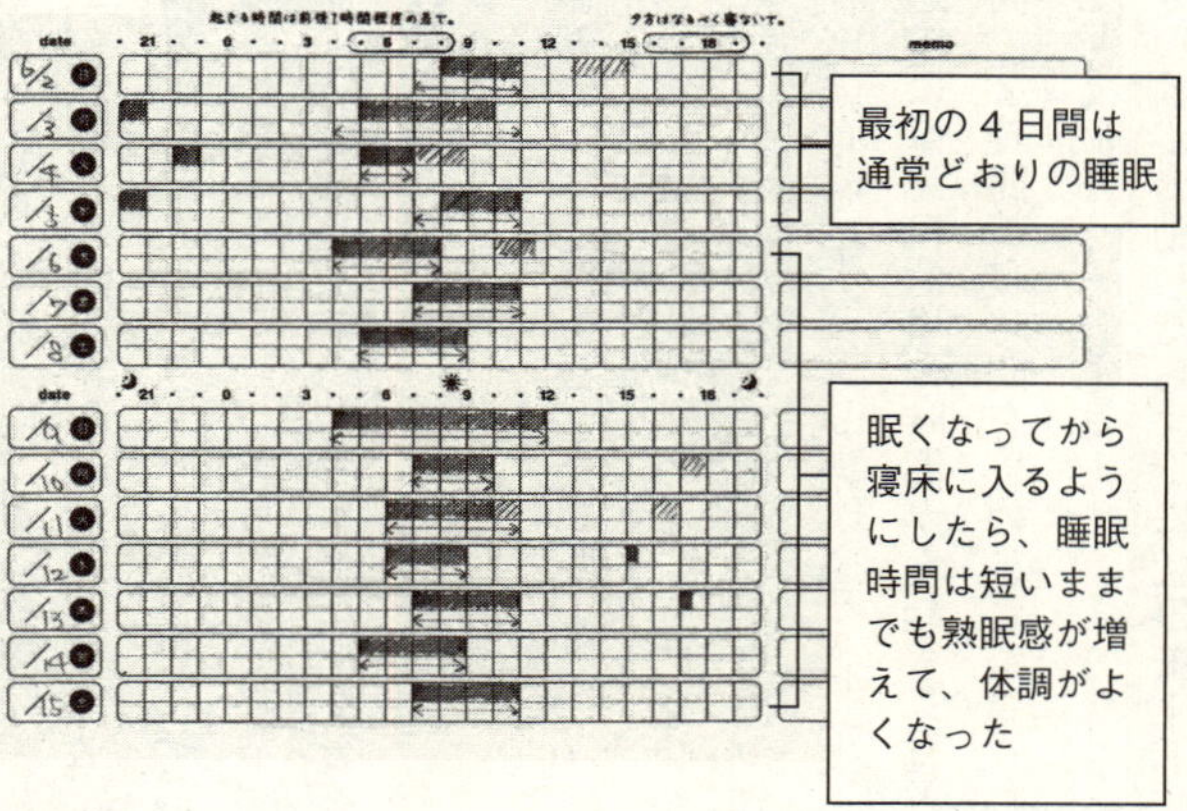
date
memo
最初の４日間は通常どおりの睡眠
眠くなってから寝床に入るようにしたら、睡眠時間は短いままでも熟眠感が増えて、体調がよくなった

「neru note」に記入した記録

■ 眠った時間　⟷ 寝床に入っていた時間　▨ 眠気のあった時間

ったEさんの例をご紹介します（図16）。

もともと就寝時間が遅かったEさんは、特に日中眠気を感じることがなかったので、自分はショートスリーパーだと思っていました。しかし、週末には平日より長めに眠ることや、寝床に入ったら数秒で眠ってしまうことから、睡眠の絶対量が足りないかもしれないと思い、生活サイクルを大きく変えずに睡眠の絶対量を増やしていくことにしました。

大体決まって夜中の2時頃に就寝していたのを、1カ月で0時就寝にしていきました。5分でも就寝時間を早めることに意味があることが分かると、夜の時間には、あまり重要でないことをしてなんとなく起きている時間があったことに気づき、すぐに30分程度就寝を早めることができました。就寝時間を早めてみると、日中の体が軽く、週末には比較的早い時間から起きられたので、さらに就寝時間を早めていき、1カ月間で2時間就寝時間を早めました。0時就寝にしてからも、余裕のあるときは22時など早く眠るようにしました。

Eさんは「出勤したらすぐに仕事モードに切り替わり、時間があっという間に感じ

図16 ショートスリーパーだと思い込んでいたEさんの記録

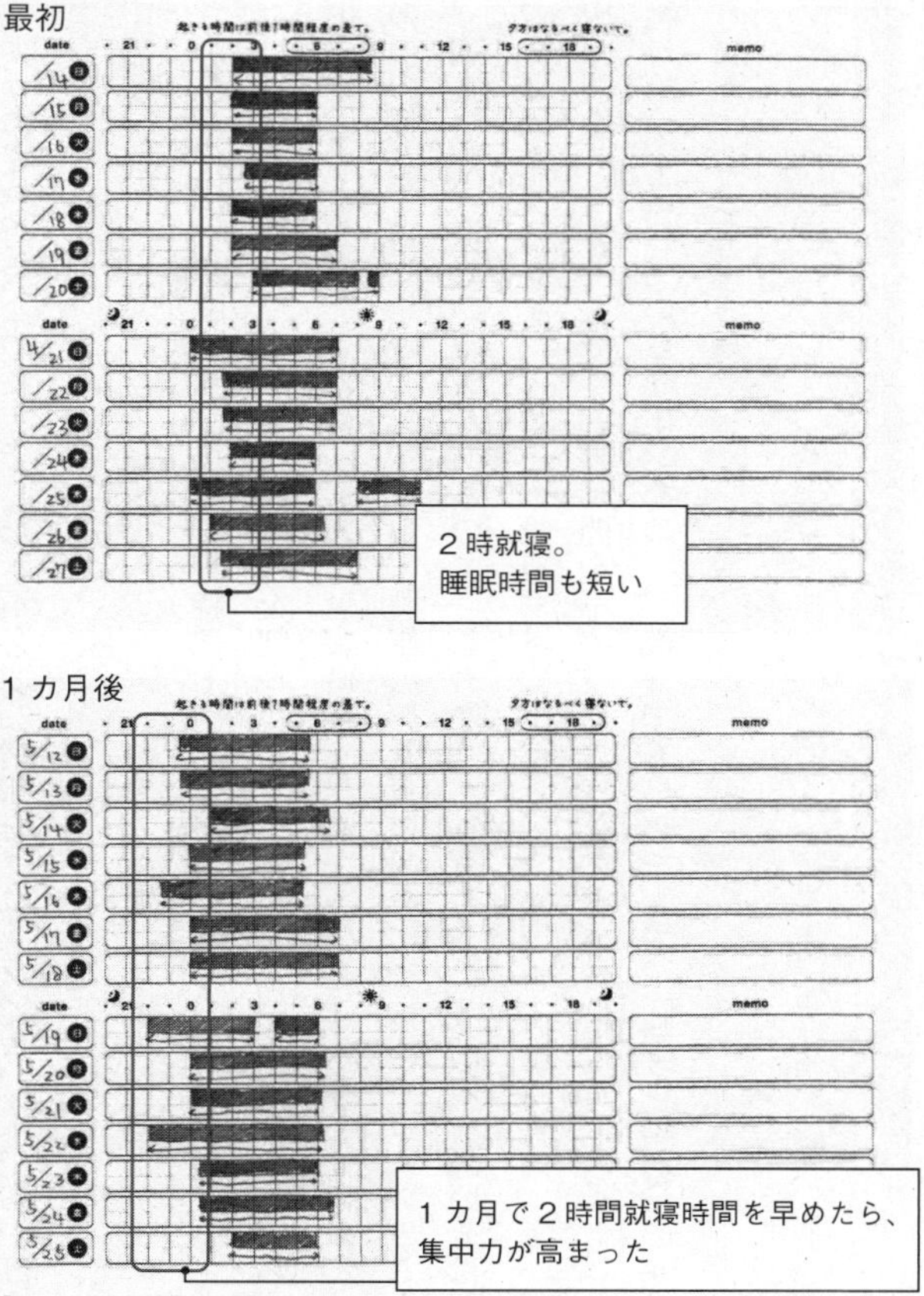
最初
2時就寝。
睡眠時間も短い
1カ月後
1カ月で2時間就寝時間を早めたら、
集中力が高まった

「neru note」に記入した記録
■ 眠った時間　←→ 寝床に入っていた時間　▨ 眠気のあった時間

られるようになった」とのことでした。不必要な情報をブロックでき、集中力が高まったようです。

Eさんのように、睡眠時間が短くても特にトラブルがないから、ご自分がショートスリーパーだと誤解して、無自覚に睡眠を削ってしまっているという方がよくいらっしゃいます。しかし、Eさんは、実際に就寝時間を早めてみるとすんなりと眠れて、日中の体の軽さを自覚したのですから、睡眠の絶対量は足りていなかったということです。眠気には、慣れの現象があるので、しっかりと覚醒している能力が高い方は、眠気に気づかなくなっていることがあります。

起床時間をそろえた上で、就寝時間を早めたときに体の軽さを感じたら、それは睡眠の絶対量が不足しているサインなので、数分でも早寝をして、睡眠の絶対量をかせぐようにしてみましょう。

おわりに

私には、1つの確信があります。

それは**「人は、働くことで元気になる」**ということです。

精神科に勤務していたときに出会った皆さんは、就職が決まるとまるで人が変わったように元気になっていきました。遅刻しないように通勤することで起床時間が整い、日中疲労することで夜に自然に眠くなるという理想的なサイクルになったのです。表情にも自信が感じられ、話すことも前向きになっていました。

現在、多くの企業で睡眠マネジメントの研修を手掛けていますが、私には目指していることがあります。それは、**「会社に所属することで元気になる」**仕組みをつくることです。

雇用に関する話題では、とかく、社員が会社に管理されることのマイナス面が強調されがちですが、会社という仕組みは、一度に多くの方々の生活リズムを変えることができます。この影響力を、みんなが元気になる方向に活用すれば、所属している人も、会社も本来の役割を見出していけると考えています。私は、そのための第一歩としてできることが、**睡眠マネジメント**だと思っています。

また、フリーで働いている方や経営者の方は、生活リズムを整えることが、仕事の能率に直結します。より成果を上げるための方法として、睡眠マネジメントを取り入れていただけることが、大きな武器になり得ると思っています。

冒頭でお話ししたように、仕事をする上で、睡眠を整えることは基本です。しかし、睡眠は勤務時間外のプライベートなことなので、個人の問題に会社が踏み込むことはありません。踏み込むときは、病気になって休職するか否かの判断を迫られたタイミングです。これでは、会社に所属していることで病気になり、会社も個人も膨大なコストを抱える仕組みは変わりません。

プライベートな時間ではあっても、働く上で最低限のルールとして、睡眠の整え方を周知すれば、会社側にも、社員側にも大きなメリットがあるはずです。

また、今の社会を支える世代の方々が、睡眠マネジメントを知ることができれば、子育てや親の介護にお役立ていただけます。

それによって、子どもから高齢の方まで社会全体の共通認識をつくることができると思います。

本書を手にとっていただいた方は、日々成長したいと思っていらっしゃる方だと思います。私たち人間が成長するとは、私たちの脳が成長するということです。医療分野で培《つちか》われた脳を成長させる方法は、病気になる前の、元気なビジネスパーソンの日々の成長に活用されるべきだと思います。そして、脳を成長させるために、最も手軽で大きな効果を生み出すことができるのが睡眠です。

自分の中の隠れた財産である睡眠を使いこなすことができれば、自分本来の能力が発揮できて、仕事力が上がります。そして、仕事で能力を発揮することこそが、私たちが最も元気になれることだと思います。

本書を読んでいただいた皆さんに、睡眠を使いこなし、毎日の変化を実感していただけたら、これほどうれしいことはありません。

本書を通して、一人でも多くの方が元気に活躍され、その一人一人の力で社会全体が元気になっていくことを、心から願っています。

二〇一三年一〇月

菅原洋平《すがわらようへい》

参考文献

・服部淳彦『生体リズムを整える注目のホルモン 脳内物質メラトニン』(１９９６年／朝日出版社)
・松尾壽之編『脳とホルモン―情報を伝えるネットワーク』(２００５年／共立出版)
・石東嘉和『睡眠医療』6:419－424「月経周期と睡眠―月経関連症候群と睡眠障害を含む―」(２０１２年)
・小山純正『BRAIN and NERVE』64(6):601－610「モノアミン・コリン作動性システムを中心とした睡眠・覚醒の制御」(２０１２年)
・Daw ND, et al "Uncertainty-based competition between prefrontal and dorsolateral striatal systems for behavioral control" Nature Neuroscience 8(2005)1704-1711
・戸田重誠『BRAIN and NERVE』64(8):911－917「線条体と依存症」(２０１２年)
・駒田陽子ほか『臨床脳波』50(12):718－723「睡眠不足症候群の臨床」(２００８年)
・箕越靖彦『BRAIN and NERVE』63(6):597－604「摂食行動の脳内機構」(２０１１年)
・佐藤昭夫『神経内科』 58(1):10－14「痒みの認識機構」(２００３年)
・柿木隆介ほか『BRAIN and NERVE』63(9):987－994「痛みと痒みの脳内認知機構」(２０１１年)
・神山潤『臨床脳波』52(1):10－17「筋緊張にかかわる指標と脳幹機能」(２０１０年)
・山口仁『自律神経』33(6):496－502「なぜ思春期に起立性調節障害が多くなるのか?」(１９９６年)
・寺山靖夫『Clinical Neuroscience』25(10)1150－1151「脳卒中と概日リズム」(２００７年)
・大戸茂弘『Clinical Neuroscience』25(10)1138－1137「癌化と末梢時計」(２００７年)
・前村浩二『Clinical Neuroscience』25(10)1147－1149「心血管疾患と概日リズム」(２００７年)
・苧坂直行編『注意をコントロールする脳』(２０１３年／新曜社)
・日本睡眠学会診断分類委員会訳『睡眠障害国際分類 第2版 診断とコードの手引』(２０１０年／医学書院)
・Patricia P.Chang, et al "Insomnia in Young Men and Subsequent Depression" Am J Epidemiol 146(1997)105-114

本書『睡眠を整える』は、２０１３年11月、小社から単行本で刊行された『仕事力が上がる　睡眠の超技法』を改題し、加筆・修正して文庫化したものです。

祥伝社黄金文庫

睡眠《すいみん》を整《ととの》える
健康《けんこう》と仕事《しごと》に効《き》く眠《ねむ》り方《かた》

平成29年7月20日　初版第1刷発行

著　者　菅原洋平《すがわらようへい》

発行者　辻 浩明

発行所　祥伝社《しょうでんしゃ》

〒101－8701
東京都千代田区神田神保町3－3
電話　03（3265）2084（編集部）
電話　03（3265）2081（販売部）
電話　03（3265）3622（業務部）
http://www.shodensha.co.jp/

印刷所　堀内印刷

製本所　ナショナル製本

Printed in Japan　©2017, Yōhei Sugawara　ISBN978-4-396-31712-6 C0130

祥伝社黄金文庫

三石 巌
医学常識はウソだらけ
コレステロールは〝健康の味方〟? 貧血には鉄分ではなく、タンパク質!? あなたの常識は本当に正しい?

三石 巌
脳細胞は甦《よみがえ》る
アインシュタインの脳に多く存在した物質、大豆や卵がボケを防ぐetc.……分子栄養学が明かす、脳の活性化の原理。

三石 巌
からだの中から健康になる長寿の秘密
からだと素直につき合えば病気にならない——三石流、健康で長生きの秘訣を語る。渡部昇一氏も称賛!

石原加受子
「もうムリ!」しんどい毎日を変える41のヒント
「何かいいことないかなぁ」が口癖のあなたに。心の重荷を軽〜くして、今よりずっと幸せになろう!

石原加受子
逃げだしたくなったら読む本
「逃げる」とは「自分を守る」こと。逃げたいときは踏んばらない! が鉄則。「休みたい自分」を心から許してあげましょう。

若杉友子
これを食べれば医者はいらない
不健康なものを食べているから、不健康になるのです——若杉ばあちゃん流「食養」で、医者いらずの体になろう。